2023 수정판

물리약학 요약집

한국약학교육협의회 물리약학분과회

신일서적(주)

머리말

물리약학은 기초약학, 산업약학, 임상실무약학 교육에서 기본 이론을 뒷받침하며, 약학의 기본을 이루는 학문이다.

물리약학은 약학에서 적용되는 정량적 접근 및 물리, 화학, 생물학적 과학 원리에 기반을 둔 이론을 약학에 적용하는 학문으로서 물질의 물리화학적 원리, 열역학, 용액, 제형원리, 속도론, 생물약제학, 계면화학, 고분자과학, 약물전달시스템 등 약학의 전반에 대한 내용을 포함하고 있다.

이에 물리약학분과회에서는 물리약학 교육의 내실화를 위해 물리약학 교재로서 이 분야의 바이블로 인식되고 오랜 역사를 지닌 '마틴의 물리약학 (Martin's Physical Pharmacy)'의 완역판을 2011년 발간하였으며 내용의 수정보완을 통해 지속적으로 개정판을 발간하여 2020년 제7판에 이르렀다.

물리약학분과회에서는 교재의 핵심 내용을 정리하여 요약집을 구성함으로써 약학대학 학생들의 물리약학에 대한 이해를 높이고 학습효과를 제고하고자 노력하였다. 특히, 금번 요약집에는 최신 개정 제7판에 근거하여 체계를 교재와 일치시키고, 일부 내용의 오류를 바로 잡고, 용어를 정비하였으며, 학생들의 약사국가시험 준비 및 내용 숙지에 도움을 줄 수 있도록 노력하였다.

물리약학요약집 개정판 발간을 위해 수고해 주신 전국 37개 약학대학 물리약학 담당 교수님들과 신일북스 오상환 사장님, 강성수 이사님을 비롯한 직원 선생님들께 깊은 감사의 말씀을 드립니다.

2023년 12월

한국약학교육협의회 물리약학분과회

물리약학분과회

성명	소속	성명	소속
강명주	단국대학교	석승현	제주대학교
강성민	덕성여자대학교	손영진	순천대학교
강수진	동덕여자대학교	송세현	경성대학교
강진양	삼육대학교	신명철	경상국립대학교
강한창	가톨릭대학교	안희철	동국대학교
강희은	가톨릭대학교	오경택	중앙대학교
김국래	연세대학교	오유경	서울대학교
김동욱	원광대학교	원권연	대구가톨릭대학교
김민수	부산대학교	육순홍	고려대학교
김종오	영남대학교	이미경	우석대학교
김주영	우석대학교	이범진	아주대학교
김정환	영남대학교	이봉진	서울대학교
김진기	한양대학교	이상민	경희대학교
김태환	대구가톨릭대학교	임채민	차의과학대학학교
김하형	중앙대학교	이수재	충북대학교
민경아	인제대학교	이윤석	경상국립대학교
민경현	전북대학교	이혁진	이화여자대학교
박성진	가천대학교	조관형	인제대학교
박소연	계명대학교	조현종	강원대학교
박은석	성균관대학교	지준구	경북대학교
박일영	충북대학교	최정욱	경희대학교
박정숙	충남대학교	최한곤	한양대학교
박진우	목포대학교	황성주	연세대학교
변영로	서울대학교	황승림	조선대학교
서민덕	아주대학교		

기본 물리 상수

상수	기호	계산값
진공 중의 빛의속력	c	3.00×10^{8} m/s
중력 상수	G	6.67×10^{-11} N·m²/kg²
아보가드로 수	N_A	6.02×10^{23}/mol
기체 상수	R	8.31 J/mol·K
		8.21×10^{-2} atm·L/mol·K
진공의 유전율	ε_0	8.85×10^{-12} $C^2/N \cdot m^2$
진공의 투자율	μ_0	1.26×10^{-6} T·m/A
플랑크상수	h	6.63×10^{-34} J·s
		4.14×10^{-15} eV·s
볼츠만상수	k	1.38×10^{-23} J/K
		8.62×10^{-5} eV/K
기본 전하량	e	1.60×10^{-19} C
전자의 질량	m_e	9.11×10^{-31} kg
양성자의 질량	m_p	1.67×10^{-27} kg
중성자의 질량	m_n	1.68×10^{-27} kg
패러데이 상수	F	9.65×10^{4} C/mol

*기본 물리 상수는 순수 및 응용 물리학 국제연합(The international union of pure and applied physics; IUPAP, 2010년 인쇄)에서 발간한 'Symbols, Units, Nomenclature and Fundamental Constants in Physics'에 발표된 것 중 중요한 것만 계산값으로 정리하여 표시한 것이다.

목 차

4장 분자의 물리적 성질 결정 29

5장 비전해질 39

6장 전해질 용액 47

7장 이온평형 57

8장 완충 및 등장용액 65

9장 용해도 및 분배현상 73

18장 조분산계 149

19장 분체학 159

20장 바이오 의약품 167

21장 고분자 과학 175

22장 의약품 배합 조제 187

23장 의약품 첨가제 195

24장 경구용 고형제 203

25장 약물전달시스템과 의약품 설계 209

1

자료의 과학적 해석

학 습 목 표

1. 데이터의 분석 및 해석
2. 자료의 오차, 정밀도, 정확도의 차이
3. 기술 통계
4. 자료를 그래프로 나타내고 분석하는 방법

I. 서론

❶ 자료 해석의 도구

1) 데이터의 처리: 프로그램이 가능한 계산기나 컴퓨터의 스프레드시트 프로그램(예, Microsoft Excel, Apple Numbers, OpenOffice.org Calc) 및 통계 패키지 프로그램(예, Minitab, SAS, SPSS)
2) 통계분석의 해석: 과학적인 기초가 견고한 자료에 타당한 분석방법을 사용해야만 의미 있는 해석과 결론을 얻을 수 있음

❷ 차원 해석(dimensional analysis)

1) 모든 수 또는 표현은 그 가치를 변화시키지 않고 1을 곱할 수 있다는 사실을 이용하는 문제 해결 방법(factor-label method 또는 unit factor method)
2) 환산 계수(conversion factor) 활용

3 측정과 자료의 유형

1) 정확도와 정밀도
   ① 정확도(accuracy): 측정값과 참값(true value)이 일치되는 정도
   ② 정밀도(precision): 정확도에 관계 없이 측정의 재현성을 의미함
2) 데이터의 유형
   ① 범주형 자료(categorical data)
      a. 명목형 자료(nomonal data): "높음" 또는 "붉은색" 등으로 측정되는 혈액형, 성별, 색깔, 취미, 거주지 등에 관한 자료
      b. 순서형 자료(ordinal data): 만족도와 같이 1, 2, 3, 4, 5 등의 단계적으로 측정할 수 있는 자료
   ② 수치형 자료(nuumerical data)
      a. 이산형 자료(discrete data): 수치적인 의미를 가지나 소수점의 형태로 표현되지 못하는 불연속적인 자료
      b. 연속형 자료(continuous data): 실험실에서 일반적으로 수집되는 거의 모든 유형의 측정값(예: 키, 체중, 농도, 온도 등)에 해당

4 유효숫자(significant figure)

1) 모든 확실한 자릿수와 첫 번째의 불확실한 자릿수를 포함하는 숫자
2) 측정 결과의 정밀도를 나타내는 개념

5 유효숫자의 계산

1) 유효숫자로 불확실성을 완벽하게 표현할 수 있는 것은 아님
2) 반올림을 할 때 유효숫자는 정밀성을 유지하기 위하여 필요함
3) 유효숫자를 사용하면 실제로 알고 있는 것보다 더 많은 정보를 잘못 기록하는 오류를 막을 수 있음

II. 오차(error)와 변동성(variability)의 표현

1 가측오차(determinate error): 교정 가능, 고정오차(constant error) 또는 계통오차(systematic error)

1) 유사우연오차(pseudoaccidental error): 교정 가능, 실험자가 인지하지 못한 가측오차, 변동성 가측오차(variable determinate error)

② 불가측오차(indeterminate error): 교정 불가, 우연 또는 사고에 의해 발생, 우연오차(accidental error) 또는 무작위오차(random error)

III. 기술통계(descriptive statistics)

① 자료군의 대표값(representative value): 평균(mean), 중앙값(median), 최빈값(mode)

1) 대표값: 해당 자료군 내의 중심 위치를 나타냄으로서 자료군을 대표할 수 있는 값, 중심경향값(central tendency)
   ① 평균(mean) : 산술평균은 반복 측정한 값들의 합을 반복수로 나누어 구함
   ② 중앙값(median) : 크기에 따라 순서대로(즉, 작은 값에서 큰 값의 순서로) 정렬하였을 때 중앙에 위치하는 값
   ③ 최빈값(mode) : 데이터 세트에서 가장 여러 번 나오는 값

② 변동성(variability): 자료군 내 각 자료가 분산되어 있는 정도

1) 변동성의 크기를 봄으로서 평균이 자료군을 얼마나 잘 대표하고 있는지를 가늠할 수 있음
2) 범위(range), 평균편차(mean deviation), 표준편차(standard deviation) 등
3) 변동계수(coefficient of variation, CV): 평균값의 크기에 대한 표준편차의 크기를 비율로서 나타낸 차원이 없는 파라미터

변동계수(CV) = 표준편차/평균

IV. 자료의 시각화(visualizing data)

1) 실험적 자료의 해석은 특정한 방식으로 변화하는 두 양 사이의 관계를 밝히는 것
2) 수학적인 표현은 독립변수(independent variable, x)에 따라 변하는 성질을 종속변수(dependent variable, y)의 비례관계로 표현 가능($y \propto x$)
3) 비례상수(proportionality constant, k)를 도입하면 비례관계를 등식으로 표현 가능($y = kx$)

① 두 점을 이용하여 직선의 식 구하기

1) 수학적 관계를 나타내는 가장 간단한 유형은 직선형태임

2) 약학의 많은 관계식은 1차식의 함수로 나타내거나 적어도 1차식으로 근사화 할 수 있음

3) 변수의 차수가 1차인 1차 방정식으로 나타나는 관계를 직교 좌표계에 그리면 직선이 얻어지고 1차 함수로 표현됨

2 선형 회귀분석(linear regression analysis)

1) 자료가 직선이 되는지를 알아보고 외삽하여 측정 자료를 분석

2) 최소자승법(least square method): 모든 점들을 대변할 수 있는 직선의 식을 찾아내는 방법

3) 상관계수(correlation coefficient, r) : 완전한 선형 상관관계가 존재하면, r = 1이며, 두 변수가 완전히 독립적이면 r = 0

4) 회귀분석(regression analysis): 얻어진 자료에 가장 잘 맞는(best fit) 관계식을 찾는 과정

5) 선형회귀분석(linear regression analysis): 회귀계수들이 선형인 관계식을 찾는 과정

자료의 시각화
(표 1-4, 그림 1-3, 그림 1-4, 그림 1-5)

유화제의 농도 변화에 따른 유제의 안정성

유화제(x) (% 농도)	분리된 기름양(y) (mL/month)	분리된 기름양의 로그값 (logy)
0.50	5.10	0.708
1.00	3.60	0.556
1.50	2.60	0.415
2.00	2.00	0.301
2.50	1.40	0.146
3.00	1.00	0.000

비선형(non-linear)

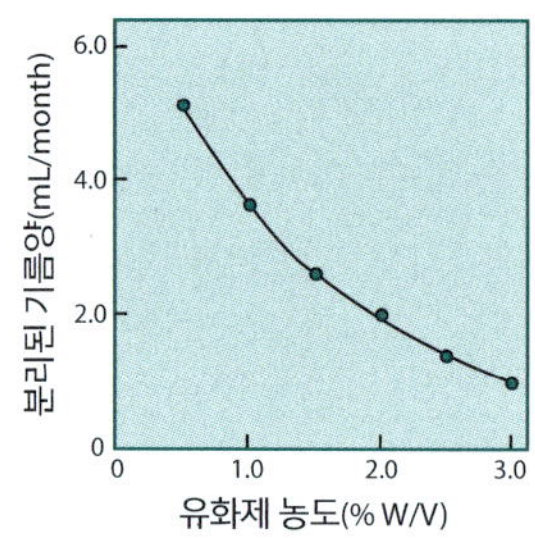

선형(linear)

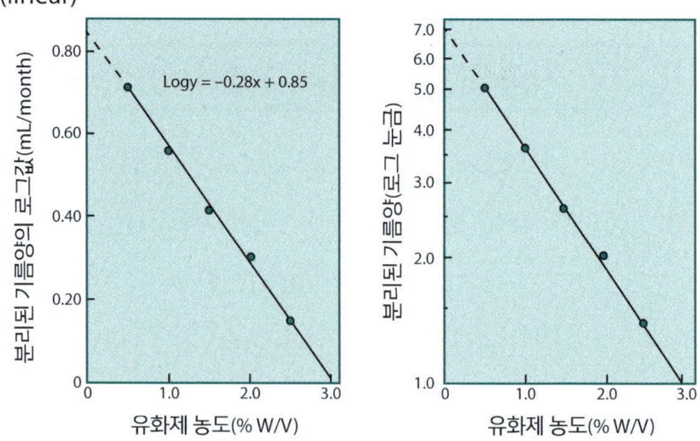

2

물질의 상태

학습목표

1. 분자의 구조, 분자간 힘, 분자내 힘
2. 이상기체법칙, 분자운동론, 실제기체의 van der Waals 방정식
3. 액체상태, 액체의 증기압, Clausius-Clapeyron 방정식
4. 결정성 고체, 다형, 용매화물, 무정형 고체의 이해 및 평가 방법
5. 액정 및 초임계유체 상태
6. 상평형 및 상률

I. 분자간 결합력

1 분자간에 작용하는 힘

1) **인력** : **응집력**(같은 분자들간) 및 **부착력**(다른 분자들간)
   ① 분자들이 응집할 때 필요
2) **반발력** : 두 분자 사이에 작용하는 서로 밀어내는 힘
   ① 분자들이 상호 침투하지 않고 서로를 폐쇄하지 않는데 필요
3) 인력과 반발력에 대한 지식은 물질의 상태(기체, 액체, 고체)의 이해뿐만 아니라 계면현상, 현탁제에서의 응결, 유제의 안정성, 분말의 캡슐 충전, 정제 제조시 과립의 압축 등을 이해하는데 중요
4) 분자들이 상호작용할 때 반발력과 인력이 동시에 작용

2 van der Waals 력

1) 분자간의 비이온성 상호작용이며 전하와 전하 사이의 상호작용을 포함
2) 쌍극자라 불리는 분자내 전하의 분산력을 포함하는 약한 힘
3) 이온, 영구쌍극자, 유도쌍극자들의 모든 분자간 힘의 조합

4) 기체의 응축, 약품들의 용해도, 금속 착물의 형성, 분자화합물, 생물학적 과정과 약리작용 등과 관련

5) 종류

① Dipole-dipole interaction(쌍극자-쌍극자 상호작용, Keesom force) : 배향력(orientation force), 배향효과(orientation effect)

② Dipole-induced dipole interaction(쌍극자-유발쌍극자 상호작용, Debye force) : 유도력(induction force), 유도효과(induction effect)

③ Induced dipole-induced dipole interaction(유발쌍극자- 유발쌍극자 상호작용, London force) : 분산력(dispersion force), 분산효과(dispersion effect)

3 방향족 환의 상호작용

1) 방향족-방향족 상호작용 : 두 개의 고리가 겹쳐지면서 파이궤도들이 이중으로 결합할 때 발생

2) 파이전자궤도들 사이의 상호작용은 중요한 **쌍극자-쌍극자 힘**의 예

3) 방향족-방향족 상호작용은 두 고리가 60°에서 90°사이의 각일 때 유리(그림 2-3)

4 이온-쌍극자력(ion-dipole forces)과 이온-유발쌍극자력(ion-induced dipole forces)

1) 쌍극자력 이외의 이온이나 비극성원자들 사이의 인력

2) 물에 대한 이온성 결정물질의 용해도를 부분적으로 설명(예 : KI)

5 이온-이온 상호작용

1) 두 반대이온 사이의 이온결합은 강한 결합상호작용이며 먼 거리에서도 유지

2) 이온-이온 상호작용은 분자간(예, 약물의 염산염) 또는 분자내(예, 단백질의 반대이온들간의 염다리 상호작용)에서 발생

3) 이온-이온 상호작용의 세기는 염의 선택, 고체결정거동, 용해도, 용출, pH와 pK_a 확인 및 용액의 안정성을 포함하는 약물의 물리적 성질에 영향을 미침

6 수소결합

1) 수소원자를 갖는 분자와 플루오르, 산소 혹은 질소 등과 같은 음전성이 매우 큰 원자 사이의 상호작용

2) 물의 특이한 성질 설명 : 높은 유전상수, 비정상적으로 낮은 증기압, 높은 끓는점(그림 2-4)

3) 분자간(intermolecular) 수소결합과 분자내(intramolecular) **수소결합** 가능(그림 2-4)

❼ 결합에너지

1) 결합에너지는 결합강도의 척도로 사용(표 2-1)
2) 분자들 사이의 총 상호작용에너지 : 배향의 조합, 유도효과, 분산효과 등의 합(표 2-2)
3) 이온성 화합물에도 분산력 존재

II. 물질의 상태

❶ 물질의 상태

1) 기체, 액체, 고체, 중간상(mesophase)
2) 중간상의 대표적인 예 : 액정상태, **초임계유체상태**

❷ 동결건조

1) 수용액에 현탁된 약물을 동결시키고 승화를 통해 건조하는 과정
   ① 약물이 포함된 멸균된 완충용액을 특정 저장용기에 주입
   ② 홈이 있는 마개를 삽입하고 마개를 용기 윗부분에 위치
   ③ 용기를 트레이에 담아 동결건조기에 위치(일차 동결)
   ④ 진공 적용으로 일차 동결건조
   ⑤ 진공 하에서 온도상승으로 이차 동결건조
   ⑥ 용기 밀봉
2) **동결건조**된 분말은 흡습성(hygroscopicity)이 매우 강하여 수분을 잘 흡수함(조해성, deliquescence)
3) 물이 승화되어 제거되므로 화합물에서 결정화(crystallization)가 일어나지 않고 잔존 분말은 무정형(amorphous)임
4) 약학적 활용 : 열에 민감한 약물을 의약품으로 제조시 사용

III. 기체상태

❶ 이상기체법칙

$PV = nRT$

P : 압력
V : 부피
T : 온도
R : 몰기체상수(molar gas constant)
n : 몰 수(moles)

2 분자량

1) 기체의 근사분자량은 이상기체법칙을 사용해서 구할 수 있음
2) 쉽게 증발되는 액체의 분자량을 측정하는데 사용되는 방법: Regnault법, Victor Meyer법

3 기체분자운동론(Kinetic Molecular Theory)

$$PV = nRT = \frac{1}{3}nm\overline{c^2}$$

$$\sqrt{\overline{c^2}} = \mu$$

$$\mu = \sqrt{\frac{3PV}{nm}} = \sqrt{\frac{3RT}{M}}$$

m : 질량
$\sqrt{\overline{c^2}} = \mu$: 평균자승속도 평방근(root mean square velocity)
M : 분자량

4 실제기체의 van der Waals 방정식

1) 실제기체의 경우 이상기체방정식에 부피와 압력의 보정이 필요
2) 기체가 압축될 때 비이상성의 영향은 더욱 커짐

$$(P + \frac{an^2}{V^2})(V - nb) = nRT$$

a/V^2 : 분자들간의 인력으로부터 기인하는 몰당의 내부압력(internal pressure)
b : 분자들의 불압축성, 배제용적(exclude volume)

IV. 액체상태

1 기체의 액화

1) 온도 ↓ 및 압력 ↑ → 액체 상태
   ① **임계 온도**(critical temperature) : 압력을 높여주어도 어떤 온도 이상에서는 기체를 액화하기가 불가능하게 될 때의 온도, 즉 기체를 액화할 수 있는 최고 온도
   ② **임계 압력**(critical pressure) : 임계온도에서 기체를 액화시키는 데 필요한 압력, 액체가 가지는 가장 높은 증기압

2 액화시키는 방법

1) 빙매 사용
2) 단열팽창(adiabatic expansion)
3) Joule-Thomson 효과

3 에어로졸제(aerosol)

1) 추진제(propellant)에 약물을 용해시키거나 현탁시킨 제제
2) **추진제** : 용기 내의 압력 조건하에서는 액체이고 대기압 조건하에서는 기체로 되는 물질
   (염화불화탄소, 수소불화탄소, 질소, 이산화탄소)
3) 제제가 상온에 있을 때 추진제의 일부는 기체상태로 존재하여 약물을 분출시키는 데 필요한 압력을 제공하고 나머지는 액체상태로 존재하여 약물용액 또는 현탁액을 형성
4) 약학적 활용
   ① 살균제 : 도포시 환자의 손상된 피부에 불쾌감 감소
   ② 국소마취제(염화에틸) : 피부에 분무시 조직을 동결시켜 국소마취 작용
   ③ 인체 공동(cavity)에 약물을 용이하게 주입 가능
   ④ 경구 투여시 낮은 생체이용률을 가지는 단백질, DNA 등의 생명공학제품을 폐 또는 비강으로 약물전달시 활용

4 액체의 증기압

1) 평형**증기압**(equilibrium vapor pressure) : 증발과 응축속도가 같은 동적평형상태에서 액체 위의 포화증기의 압력(그림 2-5)

5 Clausius-Clapeyron 방정식: 증발열

1) 액체의 증기압과 절대온도 사이의 상관관계
2) 몰증발열(molar heat of vaporization) : 1몰의 액체가 증기상태로 넘어갈 때 흡수되는 열

$$\log \frac{p_2}{p_1} = \frac{\Delta H_v}{2.303R}\left(\frac{1}{T_1} - \frac{1}{T_2}\right) = \frac{\Delta H_v (T_2 - T_1)}{2.303RT_1T_2}$$

p_1, p_2 : 증기압
T_1, T_2 : 절대온도
ΔH_v : 몰증발열

6 끓는점

1) 액체의 증기압이 외부 혹은 대기압과 같은 온도(boiling point)
2) 흡수된 모든 열량은 액체를 증기로 변화시키는 데 사용

V. 고체와 결정상태

1 결정성 고체

1) 일정한 모양과 규칙적인 배열단위를 가짐
2) 일정한 녹는점을 가짐
3) 결정계 : 입방정계, 정방정계, 육방정계, 사방정계, 단사정계, 삼사정계 등
4) 결정습성(crystal habit) : 같은 구조를 가지고 있지만 다른 외형을 가지는 것
5) 구성단위 : 원자, 분자, 이온
   ① 염화나트륨 : 염소이온과 나트륨이온의 입방격자, 이온간의 정전기적 인력 작용
   ② 다이아몬드/흑연 : 탄소원자, 공유결합으로 격자단위 결합
   ③ 고체이산화탄소, 고체염화수소, 나프탈렌 : 결정격자 구조단위가 분자들로 구성
   ④ 유기화합물 : 분자들이 van der Waals 력, Coulomb 력, 수소결합에 의해 결합
   ⑤ 금속결정 : 움직임이 자유로운 전자들 사이에 있는 양전하 이온의 결합으로 구성
   ⑥ 이온결정과 원자결정은 단단하고 깨지기 쉬우며 녹는점이 높고, 분자결정은 말랑말랑하고 녹는점이 낮음

2 다형(polymorphism)

1) 정의 및 특성
   ① 결정의 구성 단위가 같고 그 배열 상태만 다른 것
   ② 동소체(allotropic) : 다형의 한 종류(예 : 산소, 황의 여러가지 결정형태)
   ③ 화학적으로 일치하지만 다른 녹는점, X-선 결정과 회절형태, 용해도를 나타냄
2) 다른 안정성을 가지고 자발적으로 어떤 온도에서 준안정한 형태에서 안정한 형태로 전환

① enantiotropism : 다른 형태로의 가역적 변환

② monotropism : 변환이 한 방향으로 이루어지는 변환(준안정상태에서 안정상태로 변환)

③ 유사결정다형(pseudopolymorphs) : 용매분자를 함유하는 결정으로서 다형으로 분리되기 보다는 용매화물(solvate)로 분류되는 형태

④ 전이온도(transition temperature) : 전이온도에서 다형은 동일한 자유에너지, 동일한 용해도, 증기압을 가짐

3) 다형의 예

① 다이아몬드와 흑연 : 다이아몬드는 흑연보다 준안정형(metastable)

② 긴 사슬 유기화합물 : 대부분 다형을 나타냄(트리글리세라이드, 트리스테아린, 테오브로마유(카카오 버터))

③ X-선 회절분석을 통한 다형 분석 : spiperone, haloperidol, bromoperidol, tamoxifen citrate, carbamazepine, ethynylestradiol

4) 약학적 활용

① 다형의 서로 다른 용해도와 녹는점은 용출과 제형화 등의 약제학적 과정에 영향

② 서로 다른 용해도의 다형은 용해속도에 영향을 주어 같은 약물이라도 다형에 따라 치료활성의 차이를 나타낼 수 있음

(예 : Chloramphenicol Palmitate, sulfameter, ritanovir)

③ 현탁제 공정의 중요한 인자

(예 : Cortisone Acetate)

3 용매화물(solvates)

1) **용매화물**(solvate; 공결정, cocrystal) : 용매가 결정 격자 안에 갇혀서 형성한 물질

4 무정형 고체(amorphous solids)

1) 분자들이 액체상태 처럼 임의로 배열되어 과냉각된 액체와 같은 성질이 있는 고체

① **등방성**(isotropic) : 모든 방향에 대하여 같은 성질을 가짐(**무정형** 물질)

② **이방성**(anisotropic) : 여러 방향에 따라서 다른 성질(전기전도도, 굴절률, 용해도 등)을 보임(대부분의 결정성 물질)

2) 무정형 고체의 특징

① 일정 시간 동안 충분한 압력을 받으면 흐르려는 경향이 있음

② 일정한 녹는점을 가지고 있지 않음

③ 등방성(isotropic) : 모든 방향에 대하여 같은 성질을 가짐

cf. 이방성(anisotropic) : 여러 방향에 따라서 다른 성질(전기전도도, 굴절률, 용

해도 등) 을 보임(대부분의 결정성 물질)

3) 약학적 활용

① 약물의 결정상태(무정형 또는 결정형)에 따라 치료효과에 영향을 미침
(예 : 항균제 노보비오신산의 결정형은 거의 흡수되지 않지만 무정형은 쉽게 흡수되어 치료활성을 가짐(용출속도의 차이))

② 무정형과 결정성 상태변화 : 밀랍, 파라핀, petrolatum, 유리

5 X-선 회절

1) X-선 : 원자간의 거리에 따른 파장을 가지는 전자기적 복사(radiation)의 형태

① X-선 회절 패턴 : 분자의 구조 결정 및 구조적 관계 파악

2) 분말 X-선 회절 패턴(powder X-ray diffraction pattern)

① 단결정(single crystal)을 이용할 수 없는 경우 분말상 사용

② 결정형, 다형, 용매화물 분석

6 녹는점과 융해열

1) **어는점**(freezing point, 빙점), **녹는점**(melting point, 융점)

① 액체가 고체상태로 넘어가는 온도

② 순수한 액체와 고체가 평형을 이루어 존재하는 온도

2) Clapeyron 방정식 : 압력에 따른 어는점과 녹는점의 변화

① 몰융해열 : 1몰의 고체가 1몰의 액체로 변화할 때 흡수하는 열량

$$\frac{\Delta T}{\Delta P} = T\frac{V_l - V_s}{\Delta H_f}$$

V_l : 액체의 몰부피
V_s : 고체의 몰부피
ΔH_f : 몰융해열

7 녹는점과 분자간 힘

1) **융해열** : 원자 또는 분자의 무질서도(entropy) 증가에 필요한 열($\Delta S = \Delta H_m / T_m$)

① 약한 힘으로 결합된 결정은 융해열이 작고 낮은 녹는점을 나타냄

② 강한 힘으로 결합된 결정은 융해열이 크고 높은 녹는점을 나타냄

2) 다형성 결정은 다른 분자간 배열을 가짐으로써 다른 결정형으로 존재

① 서로 다른 결정형태는 다른 분자간 인력을 가지므로 각각 다른 녹는점을 나타냄

② 탄소사슬 길이에 따른 알칸계열의 녹는점 변화

- 일반적으로 탄소수가 증가함에 따라 van der Waals 력이 증가하므로 녹는점

이 증가

- 그러나, 알칸계열의 경우 탄소수가 증가함에 따라 녹는점이 직선적으로 증가하지 않음
- 짝수의 탄소수일 때 녹는 점이 홀수의 탄소수일 때의 녹는점 보다 높음(홀수의 탄소수일 때 효율적으로 충전되지 못하여 상대적으로 하나의 탄소수가 부족한 짝수의 탄소수 알칸과 비슷한 녹는점을 나타냄)

③ 노르말카르복실산의 녹는점(그림 2-13)

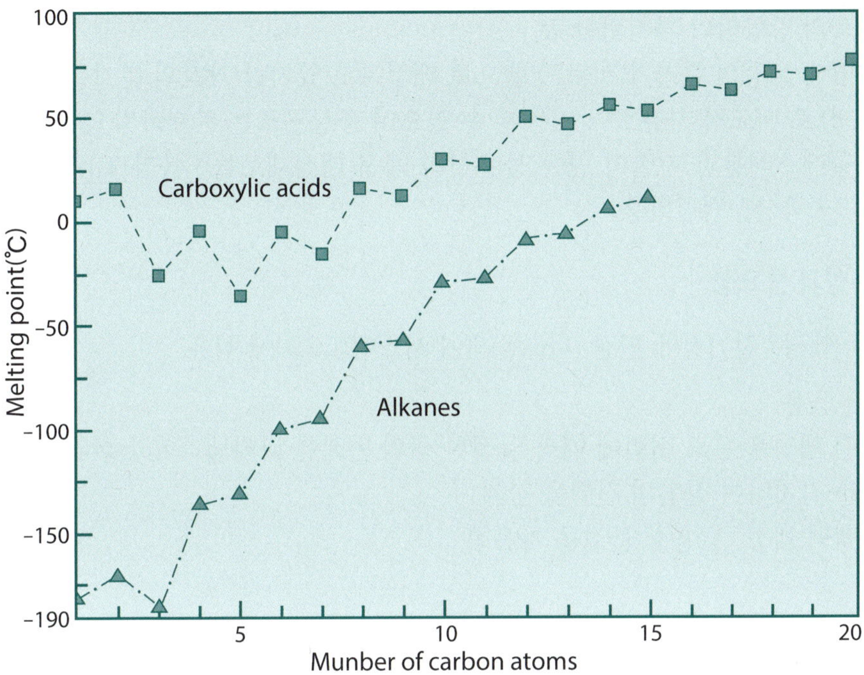

그림 2-14.

- 짝수의 탄소수일 때 녹는점이 예측되는 것 보다 높게 나타남
- 짝수의 탄소수일 때 결정내 분자간 수소결합이 2개이고, 홀수의 탄소수일 때 분자간 수소결합이 1개로 연결되어 있어 짝수의 탄소수일 때가 더욱 안정하고 녹는점이 높은 경향성을 가짐

④ 크산틴류(xanthenes)

- 가지사슬의 길이가 증가함에 따라 분자간 힘들이 점진적으로 약화하기 때문에 녹는점 감소, 용해도 증가(표 2-6)

VI. 액정상태(liquid crystalline state)

1 액정구조(structure of liquid crystals)

1) 분자들의 이동과 회전이 고체와 액체의 중간 상태

2) 액정(liquid crystal)의 두 가지 형태

① 스멕틱(smectic, 비누 또는 그리스형)

- 막대 모양의 분자가 층 모양의 구조를 형성하여 구성 분자는 서로 평행으로 배열됨
- 계면활성제, 양성친화제 또는 비극성 첨가제를 함유하는 3 성분 혼합물

② 네마틱(nematic, 섬유형)

- 축의 방향만이 가지런한 것
- 막대 모양의 분자가 서로 평행으로 배열하고 있지만 각각의 분자는 장축 방향으로 비교적 자유로이 이동할 수 있으며 층상구조는 존재하지 않음
- 콜레스테롤과 지질이 만든 불용성의 액정 대식세포들 : 플라크(plaque) 형성 → 죽상동맥경화증

2 액정의 특성과 중요성

1) 네마틱 액정 : 전기장에 민감 디스플레이 시스템(LCD)에 이용

2) 약학적 응용

① 어떤 액정은 온도 변화에 따라 일정한 색의 변화를 나타냄 : 피하 부위의 체온 상승을 감지하여 질병의 진행을 감지

② 스멕틱 액정 : 난용성 물질을 가용화

VII. 초임계유체(Supercritical Fluid)

1 초임계 유체(supercritical fluid)

1) **초임계 유체** 특징(그림 2-17)

① 정의 : 기체가 **임계점**(critical point) 이상의 온도와 압력에 놓일 때 형성되는 중간상

② 액체와 기체의 **중간적인 특성**을 가짐 : 기체의 특성으로 고체물질을 더 잘 통과할 수 있고, 액체의 특성을 갖기 때문에 압력에 따라 조절되는 높은 밀도를 가짐

③ 이산화탄소(CO_2) : 추출, 정제시 이용, 유해 용매 대신 사용

VIII. 열분석(Thermal Analysis)

1 열분석 종류 및 활용

1) 열분석 활용

① 정의 : 가온 혹은 냉각을 통해서 일어나는 변화들을 측정하는 방법

② **시차주사열량계(DSC), 시차열분석(DTA), 열중량분석(TGA), 열변형분석(TMA)**

③ 약제학적 연구와 품질 관리 : 물질 확인, 순도, 다형성, 용매, 습기 함유량, 무정형 물질, 안정성, 첨가제와의 친화성 등을 측정

2) **칼 피셔법(Karl Fisher)** : 용량적정법(volumetric titration)이나 전기량적정법(potentiometric titration)을 사용하여 고형물에 함유된 물의 양을 결정하는 방법으로 감도가 높은 전기량적정법이 주로 행해짐

3) 증기 수착/탈착 분석

① 시료의 흡습성을 측정하는 방법으로 주로 등온에서 시행하며 조해성을 측정할 수 있음

② 여러 유사결정다형을 가지는 경우 수증기의 수착/탈착을 이용하여 습도에 따른 유사결정다형의 전환이나 변화를 연구할 수 있음

③ 수분의 흡착/탈착 속도나 양은 의약품의 안정성을 예측하는 데 있어서 매우 중요함

IX. 상평형과 상률

1 상률(phase rule)

$$\mathbf{F} = C - P + 2$$

F : 자유도 수
P : 존재하는 상의 수
C : 성분 수

1) 자유도 수(**F**, number of degree of freedom)

① 계를 완전히 설명하기 위해 고정해야 하는 강도인자(세기성질, intensity factor)들의 최소한의 수

② 특정한 부피를 차지하고 있는 수증기의 경우 F가 2이므로 이 기체계를 완전히 규정하기 위해서 2개의 독립변수가 필요함(F = 1 − 1 + 2 = 2)

- 부피와 독립적으로 변화할 수 있는 온도, 압력 혹은 다른 하나의 변수를 알지 못하면 이 계를 규정하지 못함(정확하게 부피를 늘이거나 줄이지 못함)

③ 성분의 수가 증가함에 따라 계를 규정하기 위해 필요한 자유도의 수도 증가

④ 계가 복잡해질수록 계를 정의하기 위해서는 더 많은 변수를 고정하는 것이 필요

2) 상의 수(P)

① 상(phase) : 인접한 표면에 의해 계의 다른 부분들과 분리되는 균일하고 물리적으로 구별되는 계의 한 부분

② 물과 증기를 포함하고 있는 계의 상의 수는 2

③ 얼음, 물, 수증기의 평형혼합물의 상의 수는 3

3) 성분 수(C)

① 평형상태의 계의 각 상의 조성을 화학식이나 화학방정식으로 표현될 수 있는 성분의 가장 작은 수

② 얼음, 물, 수증기의 평형혼합물의 성분수는 1(모든 상들의 조성이 화학식 H_2O로 표시)

2 단일성분을 포함하는 계

1) 고정된 온도에서의 압력변화 또는 고정된 압력에서 온도변화의 결과 → 상평형 그림 분석 활용(그림 2-22)

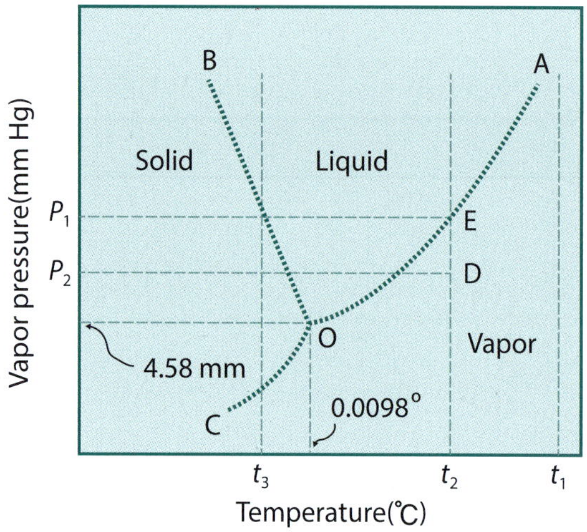

그림 2-22.

2) **물의 상평형** 그림에서 삼중점, 증기압곡선, 녹는점곡선 등이 존재하며 상률에 따른 자유도 수와 상태변화의 설명이 가능함

X. 응축계(condensed system)

1) **응축계**의 정의 및 활용

① 증기상이 무시되고 고체와 액체 또는 고체나 액체상들만이 고찰되는 계

② 2성분계의 경우 세 개의 최대자유도 수가 가능하므로 계의 상평형에 대한 변수

들의 영향관계를 나타내기 위하여 3차원 모델이 필요함

③ 2성분계인 경우에도 특정한 조건에 대한 상들만 관심을 가지거나 실험할 경우(대기압 또는 1기압) 자유도 수를 하나 줄일 수 있으므로 직교 평면좌표에서 편리하게 분석 가능

④ 응축계는 고체와 액체 제형의 분석에 적합

1 액체상을 포함하는 2성분계

1) **부분섞임성**(페놀-물 계) : 그림 2-23

① 임계용액온도(critical solution temperature, 위쪽 완전 혼합온도, upper consolute temperature)

② **공액상**

- 결선(tie line) : 상평형 그림에서 두 개의 상을 포함하는 영역을 가로질러 그은 선으로 2성분계에서는 항상 기선(축)과 평행
- 공액상(conjugate phases) : 결선상에 존재하며 평형상태에서 분리되는 일정한 조성의 상들을 의미함
- 공액상의 중량은 결선(tie line)과 지렛대 법칙(lever rule)을 이용하여 계산

$$\frac{\text{상 } A\text{의 중량}}{\text{상 } B\text{의 중량}} = \frac{\text{길이 } dc}{\text{길이 } bd}$$

2) 부분섞임성(트리에틸아민-물 계) : 아래쪽 완전 혼합온도

3) 부분섞임성(니코틴-물 계) : 위아래쪽 완전 혼합온도

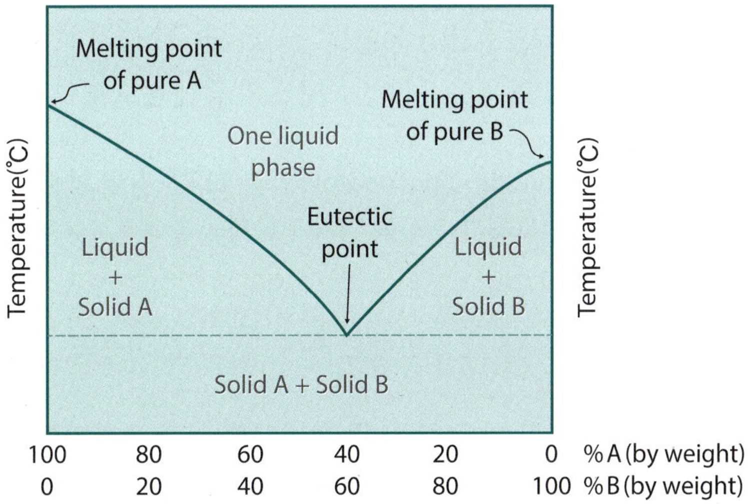

그림 2-26.

2 고체와 액체상을 포함하는 2성분계 : 공융혼합물(eutectic mixture)

1) 티몰(thymol)-살롤(salol)의 혼합물, 살롤-캠퍼의 혼합물, 기타 혼합물(캠퍼, 클로랄하이드레이트, 멘톨, 베타나프톨 등)
   ① **공융혼합물**에 대한 상평형 그림에서 각 상의 조성과 상대적인 양 계산 가능(그림 2-26)

2) 공융점(eutectic point)
   ① 액체상이 존재할 수 있는 최저 온도
   ② 상평형 그림에서 세 개의 상(액체, 고체살롤, 고체티몰)들이 함께 존재하는 점
   ③ 용액에서 용질이 어떻게 상호작용에 대한 정보를 제공

3) 공융혼합물(eutectic mixture)
   ① 가장 낮은 녹는점을 나타내는 혼합물
   ② 공융조성 : 공융점에서 액체상과 고체상이 가지는 같은 혼합물의 조성

3 고체분산계(Solid Dispersion)

1) **고체분산계**(solid dispersion)
   ① 공융계(eutectic system)
      - 결정형 혼합물로 고체분산계(solid dispersion)의 한 종류
   ② 고용체(solid solution)
      - 고체입자(guest)가 다른 고체 입자 결정(host) 속의 빈 공간 안으로 들어가 분산된 형태
      - 결정 안에 있는 소량의 구성성분(minor component)인 guest 입자의 상호작용에 따라 고용체의 융해 양상이 변함
   ③ 분자분산계(molecular dispersion)
      - 무정형으로 한 성분이 다른 성분에 분산된 것
      - 순수한 무정형 고체들의 유리 전이 온도의 중간 정도의 값을 가짐

2) 약학적 활용
   ① 국소형 제품(예 : Monistat-1[tioconazole vaginal])과 같이 약물전달을 돕기 위해 결정형 또는 무정형 고체가 분산된 고체분산계를 활용

4 3성분계의 상평형

1) 응축계 하에서 세 개의 성분을 포함하는 계의 자유도는 3(온도, 2성분의 농도)이며 온도를 고정하면 자유도는 2임
2) 3개의 성분으로 이루어진 계를 취급하는 경우 삼각좌표 그래프용지를 사용하는 것이 더 편리함 (그림 2-27)
3) 결정화, 염의 선택, 크로마토그래피 분석, 마이크로에멀젼 포뮬레이션 등 제약의 여

러 과정들은 최적화를 위해서 3성분계의 개념을 이용함

5 삼각좌표그림(Triangular Diagram)에 관계된 규칙들

1) 3성분계의 상평형에서 모든 농도들은 중량백분율로 표현함
2) 3성분계의 상평형도는 아래의 규칙을 따름 (그림 2-27 변형)
   ① 삼각형의 세 꼭지점은 한 성분(A, B 혹은 C)의 100% 중량비를 나타냄 (꼭지점에서의 다른 두 성분은 모두 0%)
   ② 삼각형의 세 변은 성분 A, B, C중 두 가지 조합의 혼합비율을 나타냄 (세 변 AB, BC, CA들은 각각 A와 B, B와 C, C와 A의 2성분 혼합물을 의미함)
   ③ 삼각형 안의 영역은 3성분계가 이루는 모든 A, B, C의 가능한 조합들을 나타냄 (예>포인트 M의 구성비 A:B:C = 10:50:40)

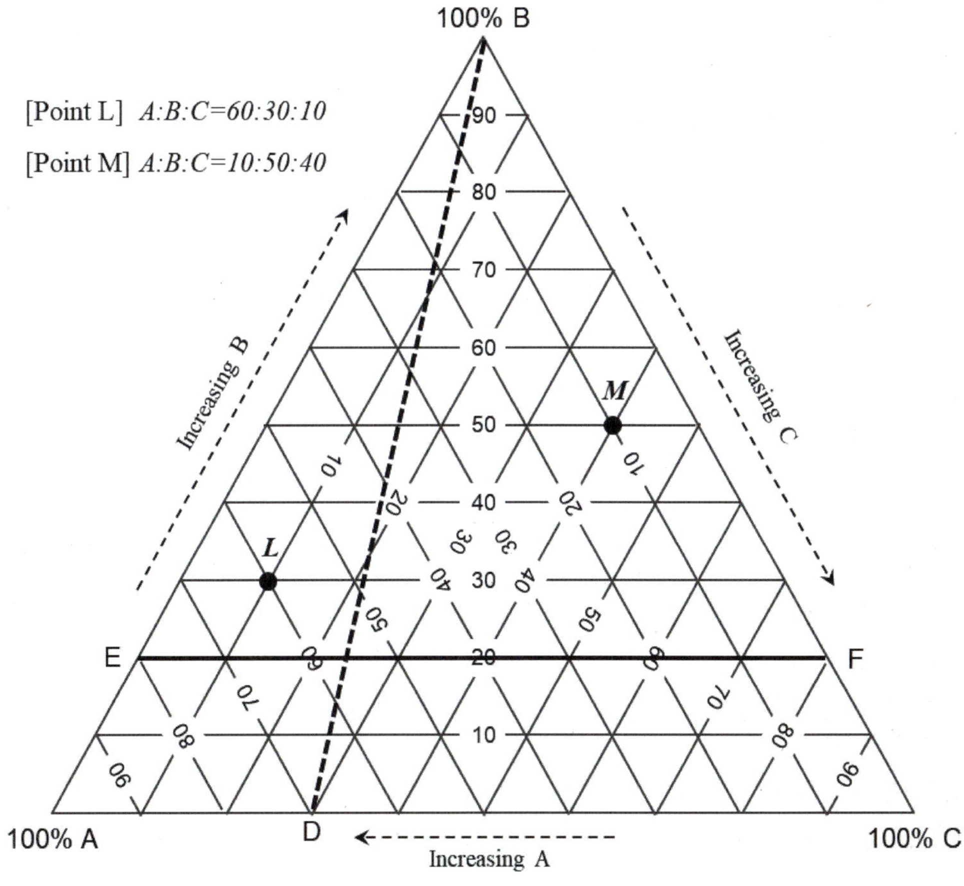

그림 2-27(변형).

④ 어떠한 꼭지점으로부터 그것의 대변의 한 점에 선분을 그으면(예; 선분 BD) 그 선분 위의 점들에서는 대변의 두 성분 중량비는 일정하게 유지됨. 즉, 성분 B의 구성비는 변하더라도 선분 BD위의 모든 점들의 A:C 구성비는 7:3으로 동일함

⑤ 삼각형의 한 변에 평행한 선분들(예; 선분 EF)은 한 성분의 중량백분율이 일정한 3성분 혼합물을 나타냄. 즉, EF선 위의 모든 점들에서 B는 20%로 고정되며, A와 C의 중량비는 각 점마다 달라짐

6 한 쌍의 부분섞임성의 액체들을 갖는 3성분계

1) 벤젠, 물, 알코올로 구성된 3액체계(그림 2-28)

7 온도의 영향

1) 온도의 변화는 바이노달 곡선으로 둘러싸인 섞이지 않는 영역을 변화시킴
2) 일반적으로 온도가 증가함에 따라 바이노달의 면적은 감소하고 섞임섬은 커짐
3) 다양한 **상평형 그림** 존재(그림 2-29)

8 2쌍 혹은 3쌍의 부분섞임성을 갖는 액체들을 포함하는 3성분계

1) 그림 2-30, 그림 2-31
2) 단일상과 같이 부분섞임성과 온도에 대한 영향이 적용됨

3

열역학

학 습 목 표

1. 에너지 변화와 열역학적 이론
2. 열역학 제1법칙, 열역학 제2법칙, 열역학 제3법칙
3. 자유에너지 함수의 정의, 계산 및 응용
4. 약학에서 열역학의 의미와 응용
5. 화학퍼텐셜과 평형 과정

I. 에너지 변화와 열역학적 이론

❶ 열역학 기본 개념

1) 열역학은 역학, 화학, 전기, 복사와 같은 다양한 형태의 에너지 사이의 상호 전환에서 양적 관계를 다룸
2) **계**(system)는 연구 대상이 될 수 있는 명확하게 정의된 우주의 일부분
3) 계는 경계(boundaries)라 정의된 물리적(혹은 가상의) 장벽에 의해, 우주의 나머지 부분이자 관찰이 일어나는 곳인 주위(surroundings)와 분리되어 있음
   ① 열린계(open system): 에너지와 물질을 주위와 주고받을 수 있는 계
   ② 닫힌계(closed system): 주위로 에너지는 이동할 수 있으나 물질의 교환이 없는 계
   ③ 고립계(isolated system): 주위와 물질, 에너지 모두 주고받을 수 없는 계

II. 열역학 제1법칙

❶ 열역학 제1법칙 주요 개념

1) **제1법칙**은 에너지의 보존에 관한 법칙임
2) 에너지가 하나의 종류에서 다른 종류로 전환될 수 있다 해도, 에너지는 생성되거나 소멸되지 않음

$$\Delta E = E_2 - E_1 = Q + W$$
$$dE = dq + dw$$
$$dE = \left(\frac{\partial E}{\partial T}\right)_V dT + \left(\frac{\partial E}{\partial V}\right)_T dV$$
$$dq + dw = \left(\frac{\partial E}{\partial T}\right)_V dT + \left(\frac{\partial E}{\partial V}\right)_T dV$$

3) 등온과정(isothermal process)
   ① 어떤 과정 동안 온도가 일정할 때, 이 반응을 등온적으로 행해졌다라고 함

$$\Delta E = 0$$
$$\Delta E = \frac{3}{2} nR\Delta T = 0$$

4) 단열과정(adiabatic process)
   ① 등온과정 중에 열을 잃거나 얻을 수 없도록 하였을 때, 그 반응은 단열적으로 일어났다고 말함

$$dq = 0,\ dw = dE$$
$$\Delta E = \frac{3}{2} nR\Delta T = -W$$
$$W = \frac{3}{2} nR(T_i - T_f)$$

(i : 초기상태, f : 나중상태)

5) 등압팽창(isobaric process)에 따른 일

$$W = -P_{ex}\Delta V = -P_{ex}(V_2 - V_1)$$

$$Q = C_p \Delta T$$
$$\Delta E = Q - W$$

6) 가역과정(reversible process)

① 항상 가상의 열역학적 평형 상태, 즉 미세한 압력의 변화로 그 반대의 과정을 일으킬 수 있는 것을 가역적이라고 함. 만약 계의 압력이 빠르게 증가 혹은 감소하거나 욕조의 온도가 계의 변화에 순간적으로 조절할 수 없다면 계는 각 순간마다 동일한 열역학적 상태가 아니고 이 과정은 비가역적임

7) 최대일(maximum work)

$$W_{\max} = \int dw_{\max} = -nRT\int_{V_1}^{V_2} \frac{dV}{V}$$

$$W_{\max} = -nRT\ln\frac{V_2}{V_1} = -nRT\ln\frac{P_1}{P_2}$$

8) 일정한 부피에서의 상태 변화

① 계의 부피가 상태변화 중에 일정하게 유지될 때(dV=0) 제 1법칙은 다음과 같음

$$dE = \delta Q_v \qquad \delta qv = \left(\frac{\partial E}{\partial T}\right)_V dT$$

$$\bar{C}_r = \frac{\delta qv}{dT} = \left(\frac{\partial E}{\partial T}\right)_V \qquad dE = \left(\frac{\partial E}{\partial T}\right)_V dV = 0$$

$$\left(\frac{\partial E}{\partial T}\right)_T = 0$$

8) 일정한 압력에서의 상태 변화

① 일정한 압력에서의 팽창이 일어날 때, 제 1법칙은 다음과 같음

$$\Delta E = Q_p - P(V_2 - V_1)$$
$$Q_p = E_2 - E_1 + P(V_2 - V_1)$$
$$= (E_2 + PV_2) - (E_1 + PV_1)$$
$$Q_p = H_2 - H_1 = \Delta H$$
$$\Delta H = \Delta E + P\Delta V$$
$$dH = \left(\frac{\partial E}{\partial T}\right)_P dT + \left(\frac{\partial H}{\partial P}\right)_T dP$$

$$\bar{C}_P \equiv \frac{dq_P}{dT} = \left(\frac{\partial H}{\partial T}\right)_P$$

III. 열화학

1 열화학은 일정한 압력이나 부피에서 등온의 화학 반응을 수반하는 열 교환을 다룸

1) 생성열

① $aA+bB=cC+dD$와 같은 반응에서 엔탈피 변화는 아래와 같음

$$\Delta H = \sum \bar{H}_{\text{products}} - \sum \bar{H}_{\text{reactants}}$$

$$\Delta H = c\bar{H}_C + d\bar{H}_D - a\bar{H}_A - b\bar{H}_B$$

2) 헤스의 법칙(Hess's Law)과 연소열

① ΔH가 오직 계의 초기상태와 최종상태에만 의존하기 때문에, 여러 단계로 이루어진 반응의 열화학식은 전체 반응열을 구하기 위해 더하거나 뺄 수 있는데 이를 Hess's law of constant heat summation이라 부르고, 직접적으로 측정할 수 없는 반응의 열을 구하는데 사용할 수 있음

IV. 열역학 제2법칙

1 열역학 제2법칙 주요개념

1) **제2법칙**은 반응이 자연적 또는 자발적인 방향으로 일어나는지 여부를 결정하는 척도를 제공함

2) 열기관의 효율

① 열기관의 소스(열발생지)에서 열(Q)이 일(W)로 변환되는 분율을 기관의 효율(efficiency)라고 하며 아래와 같음

$$\text{Efficiency} = \frac{W}{Q}$$

3) 엔트로피

① 엔트로피는 Q_{rev}을 T로 나눈 값으로 정의되며 새로운 경로독립적 성질을 가짐

$$\Delta S = \frac{Q_{\text{rev}}}{T} \qquad \Delta S = \frac{q_{\text{rev}}}{T}$$

$$\Delta S_{\text{univ}} = \Delta S_{\text{syst}} + \Delta S_{\text{surr}} = 0$$

$$\Delta S_{univ} = \Delta S_{syst} + \Delta S_{surr} > 0$$

② 비가역적 반응(실제 변환)에서 엔트로피는 일정한 상수 값을 가지며 머무르는 평형상태의 최고점에 도달하기까지는 항상 증가함

4) 엔트로피와 무질서도

① 엔트로피의 미시적, 분자적 해석은 분자의 운동에 따라 나타나는 무질서도의 측정을 말하며 정량적인 해석은 Boltzmann식에 의해 아래와 같이 쓸 수 있음

$$S = k\ln O$$

② O는 계가 가질 수 있는 미시적인 상태 혹은 배열의 수를 의미하며 배열의 수가 클수록, 계의 무질서도가 증가함을 알 수 있음

V. 열역학 제3법칙

1 열역학 제3법칙 기본개념

1) 열역학 제3법칙은 절대온도 0도의 순수한 결정상태의 엔트로피에서 정의되며 가능한 배열이 하나가 되므로 엔트로피 값이 0이됨.

VI. 자유에너지 함수와 적용

1 엔탈피와 엔트로피

1) 일정한 온도를 유지할 수 있는 수조에 담긴 닫힌 용기로 구성된 평형을 이룬 고립계에서 다음과 같이 표현할 수 있음

$$\Delta S_{isolated\ system} = \Delta S_{syst} + \Delta S_{surr} \geq 0$$

$$\Delta S_{surr} = -\frac{Q_{rev}}{T}$$

$$\Delta S - \frac{Q}{T} \geq 0$$

$$Q - T\Delta S \leq 0 \text{ (at T = constant)}$$

$$\Delta E - T\Delta S \leq 0 \text{ (at T = constant, V = constant)}$$

$$\Delta H - T\Delta S \leq 0 \text{ (at T = constant, P = constant)}$$

2) Helmholtz 자유에너지

$$A = E - TS$$

3) Gibbs 자유에너지

$$G = H - TS$$

❷ 평형과 자발도의 기준

함수	제한 총계	기능의 표시		
		자발적	비자발적	평형
$\Delta S_{universe}$	$\Delta E = 0, \Delta V = 0$	+ or > 0	− or < 0	0
ΔG	$\Delta T = 0, \Delta P = 0$	− or < 0	+ or > 0	0
ΔA	$\Delta T = 0, \Delta V = 0$	− or < 0	+ or > 0	0

ΔG =[생성물과 반응물 간의 결합 혹은 인력 에너지 차, ΔH]−[과정이 진행되는 동안 확률의 변화, TΔS]

❸ 자유 에너지의 압력과 온도 계수

1) $dG = dE - PdV + VdP - Tds - SdT$

$$dG = VdP - SdT$$

$$\left(\frac{\partial G}{\partial T}\right)_P = -S$$

❹ 휴거시티(Fugacity)

1) 실제 기체가 이상 기체처럼 행동할 수 없을 때, 휴거시티(f)로 알려진 함수는 압력을 대신하는 것으로 소개될 수 있는데 이는 활동도가 실제 용액 상에서 농도를 대신하는 것과 비슷함

$$\mu = \mu^{o} + RT\ln\frac{f}{P^{o}}$$

❺ 화학퍼텐셜(chemical potential)

$$\overline{\mu} = \left(\frac{\partial G}{\partial n}\right)_{T,P}$$

$$dG = \left(\frac{\partial G}{\partial T}\right)_{P,n_1,n_2} dT + \left(\frac{\partial G}{\partial P}\right)_{T,n_1,n_2} dP + \left(\frac{\partial G}{\partial n_1}\right)_{T,P,n_2} dn_1 + \left(\frac{\partial G}{\partial n_2}\right)_{T,P,n_1} dn_2$$

$$dG = \left(\frac{\partial G}{\partial T}\right)_{P,n_1,n_2} dT + \left(\frac{\partial G}{\partial T}\right)_{T,n_1,n_2} dP + \mu_1 dn_1 + \mu_2 dn_2$$

$$dG = -SdT + VdP + \mu_1 dn_1 + \mu_2 dn_2 + \cdots$$

$$dG_{T,P} = \mu_1 dn_1 + \mu_2 dn_2$$

$$dG_{T,P} = \sum \mu_i dn_i$$

적분하면,

$$G_{T,P,N} = \mu_1 n_1 + \mu_2 n_2 + \cdots$$

6 Clausius-Clapeyron 식

$$\frac{dP}{dT} = \frac{P\Delta H_V}{RT^2}$$

$$\log\frac{P_2}{P_1} = \frac{\Delta H_V(T_2 - T_1)}{2.303RT_1T_2} = 0$$

7 활성도(Activity): 활성도 계수

$\mu_1 = \mu^{\circ} + RT\ln a_1$ 또는 $a = \gamma X$

8 Gibbs-Helmholtz 식

$$\Delta G = \Delta H + T\left[\frac{\partial(\Delta G)}{\partial T}\right]_P$$

9 표준 자유에너지와 평형 상수

$$\Delta G^\circ = \sum n\mu^\circ(\text{products}) - \sum n\mu^\circ(\text{reactants})$$

$$\Delta G = \Delta G^\circ + RT\ln\left[(a_C{}^c a_D{}^d)/(a_A{}^a a_B{}^b)\right] \Rightarrow \Delta G = \Delta G^\circ + RT\ln Q$$

$$\Delta G^\circ = -RT\ln K$$

10 Van't Hoff식

$$-\ln K = \frac{\Delta G^\circ}{RT}$$

$$\frac{d(\Delta G / K)}{dT} = -\frac{\Delta H^\circ}{T^2}$$

$$\frac{d\ln K}{dT} = \frac{\Delta H^\circ}{RT^2} \quad \text{(van't Hoff 식)}$$

$$\ln K = -(\Delta H^\circ / R)1/T + \Delta S^\circ / R$$

에너지의 강도 인자와 용량 인자들(intensity factors and capacity factors)			
에너지 형태	강도 또는 퍼텐셜 인자 (세기 성질)	용량 또는 수용력 인자 (크기 성질)	흔히 사용되는 에너지 단위
열(열의)	온도(deg)	엔트로피 변화	Calories
팽창	압력(dyne/cm^2)	부피 변화	Ergs
표면	표면 장력(dyne/cm)	면적 변화	Ergs
전기적	기전력 또는 전위차(volts)	전기의 양(쿨롱)	Joules
화학적	화학 퍼텐셜(cal/mole)	몰의 수	Calories

4

분자의 물리적 성질 결정

학 습 목 표

1. 분자구조, 분자내 및 분자간 결합력, 결합력의 에너지 차이
2. 원자 및 분자 분광법, 전자기스펙트럼
3. 자외선/가시광선 분광학, 적외분광학, 형광, 인광
4. NMR, EPR, 원편광 이색성 등 최신분광학

I. 분자구조, 에너지 및 그로 인한 물리적 성질

1 원자와 분자

1) 원자 : 핵(중성자 + 양성자)과 전자로 구성
2) 동위원소 : 중성자의 수가 달라 질량수가 다른 원자들
3) 분자 : 원자간 결합을 통한 결과물
   ① 분자구조는 원자들의 배열을 반영하며 전자궤도의 배향 및 중첩에 의한 결합에너지에 의해 결속됨
   ② 분자의 성질은 분자내 상호작용에 의존하며 원자들의 독특한 구성에 의한 순수에너지(net energy)를 가짐

II. 가성성과 구조성

1 분자의 물리적 성질

1) 분자내 원자간 결합의 순서에 기인하며 가성성과 구조성의 특징을 가짐
   ① **가성성** : 분자의 물리적 성질이 개개 원자 또는 관능기 성질의 합으로 나타남 (예 : 분자의 질량)

② **구조성** : 분자의 물리적 성질이 원자의 구조적 배열에 의존함
(예 : chirality)

2) 분자의 물리적 성질은 많은 부분 구조성의 성질을 가지나 일부 가성성의 성질도 가짐
(예 : 몰굴절률)

III. 유전상수와 유도분극

❶ 쿨롱의 법칙

$$U(r) = \frac{q_1 q_2}{4\pi\varepsilon_0 r}$$

U(r) : 포텐셜 에너지(joule)
q_1, q_2 : 두 전하 각각의 양(coulomb)
r : 거리(m)
ε_0 : 유전율 상수, $8.854 \times 10^{-12} C^2 N^{-1} m^{-2}$

1) 정전기적인 상호작용은 전하들이 존재하는 매개체의 유전율에 좌우됨
2) 유전상수(dielectric constant, ε)
① 어떤 물질로 채워진 콘덴서의 전기용량 C_x를 비교표준(진공상태) 전기용량 C_0로 나눈 값($\varepsilon = C_x/C_0$)
② 유전상수는 약물용해도와 관련 있음

IV. 극성분자의 영구쌍극자 모멘트

❶ 영구쌍극자 모멘트

1) 용액에서 물과 같은 용매의 영구쌍극자는 용질분자와 강력하게 상호작용할 수 있음
2) 용매효과(solvent effect)에 기여하며, 물의 경우 이온과 분자의 수화(hydration)와 관련
3) 쌍극자와 관련된 상호작용은 용해현상에 매우 중요
4) 약물-수용체 결합도 쌍극자-쌍극자 상호작용
5) 고체의 결정 배열 및 전반적인 구조적 성질 역시 쌍극자 상호작용과 관련 있음
(예 : 얼음 결정)

V. 전자기파

❶ 전자기파의 특성

1) 전기장(electric field)과 자기장(magnetic field) 모두 특정 진폭과 주파수를 가진 파동의 형태를 지님
2) 전기장과 자기장은 서로 직각으로 진동함

❷ 전자기파의 방사에너지

$$\upsilon = \nu\lambda$$

υ : 전파의 속도
ν : 주파수, $\nu = c/\lambda$(c : 빛의 속도, 2.99792×10^{8} m/sec)
λ : 파장

$$E = h\nu = hc\bar{\nu}$$

E : 전자기 복사 에너지
h : 플랑크 상수, 6.6261×10^{-34} *joules*
$\bar{\nu}$: 파수(cm^{-1}), 파장의 역수

VI. 원자 및 분자 스펙트럼

❶ 원자 및 분자 스펙트럼 특성

1) 원자와 분자는 특정 주파수에서 전자기 복사선을 흡수
2) 원자와 분자에서 한 에너지 상태(E_1)에서 다른 에너지 상태(E_2, $E_2 > E_1$)로의 전자전이는 특정한 불연속적인 주파수를 흡수하여 흡수 스펙트럼이 나타남
3) 여기된 종들이 광자(*h*⊠)의 형태로 에너지를 방출하고 낮은 에너지 수준으로 돌아올 때 (완화, relaxation) 전자기 복사선이 생성(방출 스펙트럼)
4) 원자스펙트럼은 특정 전자의 전이 상태의 주파수에 해당하는 일련의 선이 나타남
5) Bohr의 모델에 따른 수소원자의 흡수 및 방출 스펙트럼

$$E = -\frac{2\pi^{2}Z^{2}me^{4}}{n^{2}h^{2}}$$

오비탈간 전자의 에너지 차이 $E_2 - E_1 = \frac{2\pi^{2}Z^{2}me^{4}}{h^{2}}\left(\frac{1}{n_1^{2}} - \frac{1}{n_2^{2}}\right)$

E : 핵 주위의 궤도에서 움직이는 전자의 에너지
Z : 원자번호
m : 전자의 질량(9.1×10^{-31} kg)
e : 전자의 전하(1.602×10^{-19}coulomb 혹은 $1.519 \times 10^{-14} m^{3/2} \mathrm{kg}^{1/2} s^{-1}$)
n : 궤도의 주양자수(정수)
h : 플랑크 상수

2 원자스펙트럼과 분자스펙트럼의 차이

1) 원자의 전자전이는 특정전자궤도간의 전이로 좁은 흡수선
2) 분자의 스펙트럼은 분자내 다양한 준위의 진동 회전 상태 등에 기인하여 넓은 흡수선
3) 원자흡광법은 약물에 존재하는 금속이온의 분석, 주사용 전해질 용액의 quality control등에 활용

VII. 자외 및 가시분광광도계

1 원리 및 활용

1) 분자의 오비탈간의 전자 전이에 기인함
2) **발색단**(chromophore) : 분자내 자외선이나 가시광선을 흡수하는 관능기
3) 분자의 빛의 흡수는 투과도(transmittance, T)를 측정하여 흡광도(absorbance, A)로 나타냄

$$A = -\log T = \log(\frac{I_0}{I}) = \varepsilon bC$$: Beer의 법칙

A : 흡수된 빛의 양
T : 투과도
I_0 : 입사광의 강도
I : 시료를 통과한 후의 빛의 강도
C : 흡수하는 물질의 농도(mole/liter)
b : 복사선의 경로의 길이(cm)
ε : 몰 흡광계수($l \cdot mole^{-1} \cdot cm^{-1}$)

4) 자외부, 가시부 분광법은 주로 약물의 정량분석에 사용

VIII. 형광과 인광

❶ 원리 및 활용

1) 발광 : 여기된 전자들이 바닥상태로 완될 때 자외선, 가시광선, 또는 근적외선의 빛을 방출하는 현상
2) **형광**과 **인광**에서의 흡수 및 방출 에너지 diagram(Perrin-Jablonski diagram)
3) 형광광도법은 자외부, 가시부 흡광법에 비해 1,000배 이상의 감도를 가지며, 최근에는 단일분자수준에서 측정도 가능함
4) Rigid conjugate 구조(예 : aromatic hydrocarbon, rhodamine, coumarin, oxine, polyenens 등)를 가진 분자 또는 Eu^{3+}, Tb^{3+} 와 같은 무기 란탄계 이온들은 강한 형광을 나타냄
5) 단백질, 핵산 등 생체고분자물질의 분석, 생체막과 세포, 박테리아등 생물체의 imaging에 형광이 사용
   ① 단백질과 펩타이드의 경우 tryptophan(280 nm), tyrosine(274 nm), phenylalanine(257 nm)이 형광

IX. 적외 분광학

❶ 원리 및 활용

1) 분자내 공유결합은 **진동**, **회전** 등의 운동을 가지며 2.5 ~ 50 μm(4,000 ~ 200 cm^{-1}의 파수)의 파장에 해당하는 적외선 조사로 통하여 진동, 또는 진동-회전 전이를 측정할 수 있음
2) 영구쌍극자 모멘트가 진동 또는 회전의 공명에 따라 변화하면 적외선 흡수가 일어남
3) 적외선 분광법은 약물의 확인에 널리 사용됨
4) 푸리에 변환 적외선 분광법은 뛰어난 감도와 측정능력에 기인하여 수용액 시료의 정량, 정성 분석에 활용됨

X. 근-적외 분광학

❶ 원리 및 활용

1) 10,000 ~ 4,000 cm^{-1}의 파수의 전이에 해당
2) O-H, C-H, N-H 등 관능기의 **신축진동**의 측정

3) 빠른 측정시간, 비파괴 측정, 시료 제조의 간편성, 정량-정성분석 가능, 다성분 분석 가능 등 다양한 장점을 가짐
4) 결정다형의 확인, 수분함량분석, 정제 또는 다른 고형제제의 활성 성분의 확인과 분석에 활용됨

XI. 전자 상자기성 및 핵자기 공명 분광학

❶ 전자 상자기성 공명 분광학 (electron paramagnetic resonance spectroscopy, EPR)

1) 자기장내에서 비공유 전자 또는 양성자는 자기모멘트를 가짐
2) 자기장의 세기에 비례하여 전자 또는 양성자의 스핀 상태 간 에너지 차이 발생
3) 전자 상자성 공명 현상은 쌍을 이루지 않은 상자기성 전자들에 의해 나타남
   ① 자유 라디칼 및 제한된 수의 전이 금속 이온들만 상자기성 성질을 가지므로 EPR 현상이 관측됨
   ② 외부에서 상자기성 검침(스핀표지)을 도입함으로써 생물학 시료의 분리정제 과정없이 분석가능함
   (예 : 상자기성 검침을 조직이나 체액에 도입하여 질병과 관련한 산화-환원 반응의 변화를 관측 가능)

❷ 핵자기 공명 분광학(nuclear magnetic resonance spectroscopy, NMR)

1) 원자핵의 공명주파수를 관측함으로써 분자내 화학적 환경을 알 수 있음
   ① 분자내 특정 원자핵의 공명주파수(chemical shift, 화학이동)는 근처에 존재하는 전자에 의해 생기는 자기장을 포함한 국소자기장의 영향을 받아 고유의 값을 가짐(shielding effect, 차폐효과)
   ② 수소 핵자기 공명 스펙트럼에서 나타나는 신호의 세기(적분면적)는 각 공명주파수에 해당하는 수소의 수에 비례
2) 핵스핀 상호작용에 의한 짝지음(coupling)
   ① 공유결합으로 이어진 이웃한 핵들의 국소 자기 환경에 인해 밴드의 분리가 일어나 다중선의 형태를 나타냄
   ② 다중선 분열방식은 이웃 핵의 성질에 관한 정보를 제공함
3) NMR 스펙트럼
   ① 약물의 특정한 분자 구조에 대한 정보를 제공함
   ② Peak의 다중성, 화학이동의 상대적 거리에 근거
   ③ 약물과 수용체의 결합여부 평가

4) NMR을 응용하여 단백질과 핵산 복합체등 생체분자의 3차원 구조 결정 가능, 생체의 단층 촬영 가능(MRI)

XII. 굴절률과 몰 굴절률

1 굴절과 굴절률

1) 굴절 : 밀도가 높은 물질에 빛이 어떤 각도로 들어가면 파의 일부분은 계면을 통과함에 따라 더욱 빨리 늦춰지며 이것은 계면에 대해 파의 굽어짐을 야기
2) 굴절률

$n = \sin i / \sin r$ = 첫 번째 매질에서의 빛의 속도 / 두 번째 매질에서의 빛의 속도

i : 입사광의 각도
r : 굴절광의 각도

3) 굴절률을 표시할 때 빛의 파장과 온도를 함께 표시, n_D^{20}은 20℃에서 589 nm 나트륨의 D-선 방출을 사용한 굴절률

2 굴절률 활용

1) 굴절률은 물질의 확인, 순도 측정, 다른 물질에 녹아 있는 물질의 농도 결정에 사용 가능
   ① 자외-가시 흡광을 광범위하게 하지 않는 약제 화합물 연구에 중요
   ② 몰굴절률은 분자의 굴절률과 분자 성질 모두와 관련 있음

XIII. 선광도

1 원리 및 활용

1) 빛을 Nicol 프리즘과 같은 편광 프리즘에 통과시키면 단일면에서 발생하는 진동만 통과시킬 수 있으며, 평면편광의 속도는 어떤 시료를 통과할 때 더 느려지거나 더 빨라질 수 있음
2) 속도의 변화는 광학활성물질에 있어 특정방향으로 편광된 빛의 굴절을 일으킴
3) dextrorotatory(우편광, +), levorotatory(좌편광, −)
4) 특정 온도와 파장에서의 비선광도는 순수한 광학활성 물질에 있어 특정한 값을 가짐
5) 분자의 비선광도는 분자의 구조를 나타내고, 동일한 조건에서 같은 값을 가져야 함

6) 합성된 화합물의 확인 및 반응생성물의 정제와 순도를 확인 가능

XIV.. 선광분산

1 원리 및 활용

1) 선광분산(optical rotatory dispersion, ORD)은 빛의 파장 변화에 따른 선광도의 변화를 측정함
2) 빛의 파장을 변화시키면 분자의 전자 구조 때문에 광학활성 물질에 대한 비선광도는 변화함
   ① 파장에 대한 비선광도의 그래프는 변곡점을 나타내며 편광된 빛의 최대흡수 파장에서 0을 통과하고 비선광도에서 이러한 변화를 코튼(Cotton) 효과라 함
   ② 거울상 이성질체(Enantiomer)는 코튼(Cotton) 효과에 의해 특성 분석이 이루어질 수 있음
   ③ ORD는 종종 유기화합물의 구조 분석에 유용함

XV. 원편광 이색성(circular dichroism, CD)

1 원리 및 활용

1) 광학활성물질에 의하여 원평광이 타원형 편광으로 변화되는 현상
2) 광학활성 고분자, 특히 생물공학 기반 치료제로 사용되는 단백질들의 특성분석에 응용
   ① 단백질 2차구조(α-helix, β-sheet, β-turn 등)는 특징적인 CD 스펙트럼을 나타냄
   ② 페니실린과 세팔로스포린(cephalosporin)의 경우와 같이 분자의 구조에 따른 구별 가능

XVI. 전자와 중성자 산란 및 방출 분광학

1 원리 및 활용

1) 중성자 소각 산란(SANS), 주사 전자 현미경(SEM), 투과 전자 현미경(TEM)
2) 주사 전자 현미경과 투과 전자 현미경은 표면의 고해상도 이미지를 얻을 수 있음
3) 분자(또는 원자)의 정보는 전자들이 분자들과 상호작용할 때 방출하는 에너지를 모니터링
4) 에너지 분산 X-선 분석(EDAX) 또는 파장 분산 X-선 분석(WDX)

5) EDAX 분석을 통한 철 성분 함유한 코팅정제의 검사

5

비전해질

학습목표

1. 비전해질 용액의 총괄성
2. 약학적 용액의 종류
3. Raoult의 법칙, Henry의 법칙 및 이상용액과 실제용액의 차이점
4. Raoult의 법칙의 응용(부분 증기압 및 전체 증기압의 계산)
5. 비전해질 용액에 대한 증기압 강하, 끓는점오름, 어는점내림 및 압력 계산
6. 총괄성을 이용한 분자량 측정법

I. 서론

1 약학적 분산계의 정의 및 종류

1) 정의 : 분산매에 분산상이 분산되어 있는 상태

2) 종류 (분산된 분산상의 크기에 따른 분류)

① 진용액(true solution): 둘 또는 그 이상의 성분이 분자상태로 균질하게 섞여 있는 상태

② 콜로이드분산계(colloidal dispersion): 분산상이 비균질한 입자상태(1-500 nm)로 분산되어 있는 상태

③ 조분산계(coarse dispersion): 분산상이 비균질한 입자상태(500 nm이상)로 분산되어 있는 상태

II. 물질의 성질

1 총괄성(colligative property)

1) 용액에 있는 입자의 수에 의존하는 성질 : 구성 성분의 종류나 화학적 성질에 관계 없음 (예 : 증기압 내림, 끓는점오름, 어는점내림, 삼투압)

2 가성성(additive property)

1) 분자 중에 있는 모든 원자의 성질의 총합이나 용액을 만들고 있는 구성성분의 성질의 합에 의존하는 성질
(예 : 분자량, 용액의 총 질량(용매와 용질의 질량의 합))

3 구조성(constitutive property)

1) 분자 내의 원자의 배열이나 원자의 수와 종류에 의존하는 성질
(예 : 약물의 용해도, 표면 및 계면의 성질, 빛의 굴절, 전기적 성질(일부는 가성성))

4 용액의 형태

1) 용질은 전해질과 비전해질로 분류
2) 비전해질: 물에 용해되어 이온을 생성하지 않으며 규칙적인 총괄성을 나타냄
3) 전해질: 물에 용해되어 이온을 생성하고, 전류를 전도하며 불규칙한 총괄성을 나타냄
4) 전해질은 보통의 농도(0.1 mol/L)에서 완전 해리하는가, 부분적으로 해리하는가에 따라 강전해질고 약전해질로 구분

III. 농도의 표현

1 농도 표현

1) 몰농도(molarity, M, c) : 용액 1 L 중의 용질의 몰(그램 분자량) 수
2) 노르말농도(normality, *N*) : 용액 1 L 중의 용질의 그램 당량 수
3) 몰랄농도(molality, m) : 용매 1 kg 중의 용질의 몰 수
4) 몰분율(mole fraction, X, N) : 용액 중의 모든 성분의 총 몰수에 대한 한 성분의 몰수 비율
5) 퍼센트(percent) : 몰분율에 100을 곱한 것
6) 중량%(%w/w) : 용액 100 g 중의 용질의 g 수

7) 용적%(%v/v) : 용액 100 ml 중의 용질의 ml 수
8) m/v%(%w/v) : 용액 100 ml 중의 용질의 g 수
9) mg% : 용액 100 g 중의 용질의 mg 수

Ⅳ. 당량(equivalence)

1 당량 정의 및 활용

1) 당량은 (1) 수소 원자 1.008 g 또는 산소 원자 7.999 g 과 반응하는 물질의 양, (2) 산-염기 반응에서는 수소 이온(H+) 1 mole과 반응하거나 대응하는 물질의 양, (3) 산화-환원 반응에서는 전자(e-) 1 mole과 반응하거나 이에 대응하는 물질의 양이다.
2) 일반적으로 "리터당의 당량" 또는 "리터당 밀리당량" 로 표현
3) 사람의 정상 혈장 내 물질 당량

Ⅴ. 이상용액과 실제용액

1 이상용액(ideal solution)

1) 혼합하여 용액을 만드는 경우에 희석된다는 것 이외에는 성분의 성질에 아무런 변화도 일으키지 않는 용액
2) 용액에서의 이상성(ideality of solution)은 입자 간 인력이 완전히 균등함(complete uniformity)을 의미

2 탈출경향(escaping tendency)

1) 열적 상태가 다른 두 물질이 접촉할 경우 열적 평형상태에 도달할 때까지 나타나는 현상
2) molar free energy로 표시

3 Raoult의 법칙

1) 이상용액에서 각 휘발성 성분의 부분증기압은 순수한 성분의 증기압과 그 성분의 몰분율을 곱한 것과 같다.

$pA = pA^{o} \cdot XA$

p_A : A 성분이 몰분율 농도 X_A일 때 부분증기압
$p_A{}^{o}$: 순수한 A 성분의 증기압
X_A : A 성분의 몰분율 농도

4 실제용액

1) **부편차**(negative deviation) : A–B 부착력(adhesion) > A–A, B–B응집력(cohesion)
(예 : 클로로포름–아세톤 : 수소결합 형성 → 탈출경향 감소)

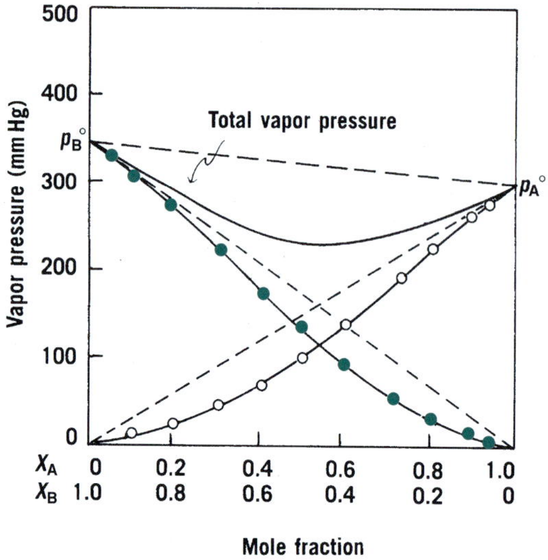

2) **정편차**(positive deviation) : A–B 부착력 < A–A 응집력, B–B 응집력
(예 : 벤젠–에탄올, 이황화탄소–아세톤, 클로로포름–에탄올 : 동분자간의 상호작용 방해 → 탈출경향 증가)

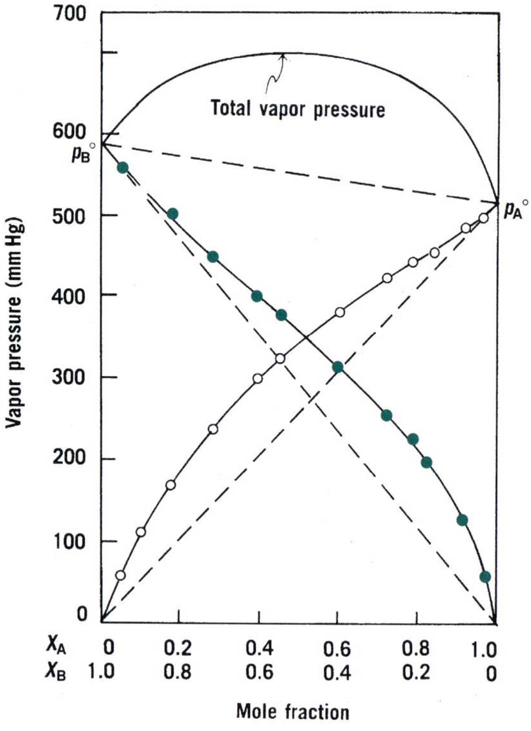

❺ Henry의 법칙

1) 희박한 용액에서 용질은 용매분자에 의해 완전 포위되어 균일한 환경
2) 실제용액에서 구성성분끼리 상호작용으로 인해 이상용액으로부터 정편차 또는 부편차가 발생하여 이상용액과 같이 해당성분의 순수한 증기압(p^o)을 부분증기압 계산의 상수로 이용할 수 없는 경우(즉, $p_{solute} \neq p^o_{Solute} \cdot X_{solute}$ 인 경우) 적용 가능

$$p_{solute} = k_{solute} \cdot X_{solute}$$

k : 몰분율이 낮은 구성성분(즉 용질 쪽)이 나타내는 부분증기압의 기울기 추이를 외삽하여 얻어진 상수

① 라울의 법칙은 편차의 효과가 크게 나타나지 않는 용매영역(구성성분의 몰분율이 큰 쪽)에 적용
② 헨리의 법칙은 편차의 효과가 큰 용질영역(구성성분의 몰분율이 작은 쪽)에 적용

❻ 2성분 혼합물의 증류

1) 공비물(**공비혼합물**, azeotrope, azeotropic mixture) : 두 물질을 혼합하여 증류하면 조성이 일정하고 일정한 끓는점을 가지는 혼합물(염산과 물의 공비혼합물 : 20.22 wt%의 염산을 함유하며 섭씨 108.58도의 최고끓는점을 가짐)
   ① 부편차 물질 : 최고끓는점을 가지는 물질을 생성(증기압곡선에서는 최솟값을 가짐)
   ② 정편차 물질 : 최저끓는점을 가지는 물질을 생성(증기압곡선에서는 최댓값을 가짐)
2) 수증기 증류 원리 및 방법
   ① 두 개의 섞이지 않는 용액의 부분압의 합이 대기압을 넘으면 끓기 시작하고 증류물이 생성됨
   ② 물에 불용성인 유기화합물을 낮은 온도에서 정제하는 데 이용
   (예 : bromobenzene (끓는점 156.2℃) : 물과 함께 교반 증류시 95℃에서 증류)

VI. 총괄성

1 증기압내림

$$\frac{p_1^\circ - p}{p_1^\circ} = \frac{\Delta p}{p_1^\circ} = X_2 = \frac{n_2}{n_1 + n_2}$$

p_1 : 용매의 증기압
p_1° : 순수 용매의 증기압
p : 용액의 전체 압력
$\Delta p = p_1^\circ - p$: 증기압 내림
X_2 : 용질의 몰분율
n : 몰 수

1) 상대적 증기압내림($\Delta p / p_1^\circ$)은 용질의 몰분율(X_2)에 의존
2) 희박한 용액에서는 n_2(용질의 몰 수)의 값 무시($n_1 + n_2 = n_1$) : 수용액에서는

$$X_2 = \frac{\Delta p}{p_1^\circ} \cong \frac{n_2}{n_1} = \frac{w_2 / M_2}{1000 / M_1} = \frac{m}{55.5} = 0.018\ m$$

M_1 : 용매(물)의 분자량
M_2 : 용질의 분자량
w_2 : 용질의 중량

2 끓는점오름

$$\Delta T_b = \frac{kM_1}{1000} m = K_b m, \qquad X_2 = \frac{m}{(1000 / M_1)}$$: 희박한 용액의 경우

ΔT_b : 끓는점오름(boiling point elevation)
K_b : 끓는점 몰랄오름상수(molal elevation constant)
k : $\frac{RT_b^2}{\Delta H_v}$ (T_b : 용매의 끓는점, : ΔH_v 몰 증발열)

3 어는점내림

$$\Delta T_f = K_f \cdot m$$

$$\Delta T_f = K_f \frac{1000 w_2}{w_1 M_2}$$

ΔT_f: 어는점내림(freezing point depression)
K_f : 어는점 몰랄내림상수(molal depression constant), 어는점내림상수 (cryoscopic constant)

④ 삼투압(osmotic pressure)

$\pi V = nRT$: van't Hoff 식

$\pi = \frac{n}{V}RT = cRT = RTm$: Morse 식

π : 삼투압(atm)
V: 용액의 용적(L)
n : 용질의 몰 수
R : 기체상수(0.082 $L \cdot atm \cdot mol^{-1} \cdot deg^{-1}$)
T: 절대온도
c : 용질의 농도(몰농도)
m : 용질의 몰랄농도

1) 희박한 용액에서의 삼투압은 용질이 기체라고 가정하였을 때 차지하는 용적이 나타내는 압력과 동일
2) 삼투현상(osmosis)
   ① 반투막(semipermeable membrane)에서 발생
   ② 용액 중 용매분자만 확산시키는 현상
   ③ 농도구배 : 농도가 동일하게 될 때까지 이동 → 평형이동
   ④ 막의 양쪽에서 용매의 상대적인 탈출경향에 의해 생성 → 증기압 강하 현상과 관계

$$\pi = \frac{RT}{V_1}\ln\frac{p^\circ}{p}$$

ϖ = 삼투압(atm)
V_1 : 용매 1몰의 용적(L/mol)
P° : 순수 용매의 증기압(mmHg)
P: 용액의 증기압(mmHg)

VII. 분자량의 측정

❶ 증기압내림

$$\frac{p_1^o - p}{p_1^o} = \frac{n_2}{n_1 + n_2} = \frac{w_2 / M_2}{(w_1 / M_1) + (w_2 / M_2)}$$

$$\frac{\Delta p}{p_1^o} = \frac{n_2}{n_1} = \frac{w_2 / M_2}{w_1 / M_1}$$

$$M_2 = \frac{w_2 M_1 p_1^o}{w_1 \Delta p}$$

❷ 끓는점오름

$$\Delta T_b = K_b \frac{1000 w_2}{w_1 M_2}$$

$$M_2 = K_b \frac{1000 w_2}{w_1 \Delta T_b}$$

❸ 어는점내림

$$M_2 = K_f \frac{1000 w_2}{w_1 \Delta T_f}$$

6

전해질 용액

학 습 목 표

1. 전해질 용액의 기본성질 및 개념
2. 전해질 용액과 비전해질 용액의 총괄성
3. 전해질 해리 및 강전해질에 대한 이론
4. 전해질의 총괄성 계수

I. 전해질 용액의 성질

1 전기분해(electrolysis)

1) 전기분해 : 전해질 용액에 전극을 걸고 전류를 통할 때 일어나는 화학 반응. 전기분해는 전력을 이용한 강제 산화 환원 반응임.
   ① +극 산화 : 이온종으로부터 전자가 제거됨으로써
   ② −극 환원 : 이온종에 전자가 부가됨으로써

2 패러데이의 법칙

1) 96,500 coulomb의 전기가 전도도셀을 통과하면, 어느 물질이든 1 그램당량의 화학 변화를 유도
2) F(faraday) : 9.648456 × 10^4 coulomb/그램당량

3 전해질의 전도도

1) 저항과 비저항(specific resistance)

$$R = \rho \frac{l}{A}$$

R : 도체의 저항(ohm)

⊠ : 비저항(specific resistance), 단위거리(1 cm)만큼 떨어져 있는 단위면적(1 cm^2)의 전극 사이에서의 도체나 전해질 용액의 저항(1 cm^3 정육면체 도체의 반대면 사이의 저항) 순수한 금속도체에서는 금속의 종류에 따라 고유. 전해질에서는 전해질의 종류와 농도에 의존.

l : 도체의 길이(cm)

A : 단면적(cm^2)

2) **전도도**(conductance, C) : 저항의 역수(mho)

$$C=\frac{1}{R}=\frac{1}{\rho}\frac{A}{l}$$

3) **비전도도**(specific conductance, ⊠) : 비저항의 역수(mho/cm). 전해질의 종류와 농도에 의존.

$$\kappa=\frac{1}{\rho}=C\frac{l}{A}=\frac{1}{R}\frac{l}{A}$$

4) **당량전도도**(equivalent conductance, ⊠) : 충분한 넓이의 전극이 1 cm 떨어진 셀에서   1 그램당량 용질을 함유하는 충분한 부피의 용액에서 측정한 전도도. 전해질의 종류와 농도에 의존.

$$\Lambda_c=\kappa\times V=\frac{1000\kappa}{c}=mho\cdot cm^2\ /\ Eq$$

Λ_c : 1 리터당 c 그램당량이 들어 있는 농도에서의 당량전도도

V : 1 그램당량의 용질이 든 부피(cm^3)

① 전해질의 농도에 따라 분자가 이온으로 해리되는 정도를 연구하기 위해서는 당량전도도를 사용하는 것이 편리

4 강전해질과 약전해질의 당량전도도

1) 강전해질 용액이 희석될수록 비전도도는 감소, 당량전도도는 증가(그림 6-4)
2) 위 결과는 당량전도도의 정의에 의하면 전해질의 양은 1 그램당량으로 일정하고, 한층 묽은 용액에서는 이온이 주위의 이온에 의하여 방해를 덜 받아 더욱 더 빨리 움직일 수 있기 때문
3) 약전해질의 당량전도도 역시 용액이 희석됨에 따라 서서히 증가하며 묽어지면 급격히 증가한다.

4) 아세트산에 대하여 급격한 상승곡선이 생기는 것은, 용액이 묽어지면서 약전해질의 해리도가 높아지고, 따라서 전류를 운반할 수 있는 이온의 수가 크게 증가하기 때문

5) **무한희석시의 당량전도도**(equivalent conductance at infinite dilution, Λ_0)
: 전해질에 따라 고유한 값.

$\Lambda_c = \Lambda_0 - b\sqrt{c}$: 묽은 강전해질 용액(Λ_c과 $\sqrt{c}$이 일차직선 관계)

$$\Lambda_0 = l_c^0 + l_a^0$$

Λ_0 : 무한희석시의 당량전도도
b : 강전해질 용액 Λ_c - $\sqrt{c}$ 관계식 직선의 기울기(그림 6-4)
c : 용액농도
l_c^0 : 무한희석시 양이온의 당량전도도
l_a^0 : 무한희석시 음이온의 당량전도도

5 van't Hoff의 인자(i)

1) 그림 6-5. 대표적인 화합물의 van't Hoff의 인자(i) 인자
2) 전해질용액과 농후한 비전해질용액의 비합리적인 총괄성을 보정
3) i 인자를 고려함으로써 비전해질의 농후한 용액이 이상용액의 법칙으로부터 차이를 표시

$$\varpi = iRTc$$

π : 묽은 전해질 용액의 삼투압(농후한 비전해질 용액의 삼투압)
i : van't Hoff 인자
R : 기체상수
T : 절대온도
c : 몰농도

4) 묽은 전해질 용액의 총괄성

$$\varpi = iRTm$$
$$\Delta T_f = iK_f m$$
$$\Delta T_b = iK_b m$$

m : 몰랄농도
ΔT_f : 어는점 내림

K_f : 어는점 내림상수
ΔT_b : 끓는점 오름
K_b : 끓는점 오름상수

II. 전해질 해리에 대한 이론

1 강전해질과 약전해질

1) 강전해질(strong electrolyte) : 수용액에서 거의 완전한 이온으로 존재
① HCl, HNO_3, H_2SO_4 및 HI 같은 무기산, 알칼리 금속의 NaOH 와 KOH, 알칼리토 금속의 $Ba(OH)_2$ 와 $Ca(OH)_2$ 같은 무기염기와, 대부분의 무기 및 유기염
② 이온간 인력 강함, Arrhenius 이론과 해리도 적용 어려움
2) 약전해질(weak electrolyte) : 수용액에서 매우 적은 양이 이온화
① 대부분의 유기산과 유기염기, H_3BO_3, H_2CO_3 및 NH_4OH 같은 무기화합물, 초산납, $HgCl_2$, HgI 및 HgBr 같은 염과 $Hg(NH_3)^{2+}$, $Cu(NH_3)_4^{2+}$ 와 $Fe(CN)_6^{3-}$ 같은 착이온들
② 이온간 인력 무시, Arrhenius 이론과 해리도 적용 유효

2 약물과 이온화

1) 이온형일 때 효과적인 약물 : 양이온성 및 음이온성 항생물질과 항원충류 약물
2) 중성분자(비전해질)일 때 효과적인 약물 : hydroxybenzoate ester(paraben 류)와 일반적인 마취제 같은 화합물
3) 이온형태와 중성분자 모두 효과적인 약물 : sulfonamide 류의 화합물

3 해리도(degree of dissociation, α)

$$\alpha = \frac{\Lambda_c}{\Lambda_0} = \frac{i-1}{\nu-1}, \quad i = \frac{\Delta T_f}{K_f m}$$

Λ_0 : 용질이 이온으로 완전히 해리되는 척도(무한 희석시의 당량전도도)
Λ_c : 농도 c에서 이온으로 존재하는 용질입자의 수(농도 c에서의 당량전도도)
ν : 하나의 전해질이 생성하는 이온의 수
Λ_c/Λ_0 : 전도도 비율(conductance ratio)

1) 이온화된 분자의 분율
① 강전해질은 고도로 해리하여 이온으로 되는 것

② 약전해질은 조금만 해리하여 이온으로 되는 것

2) van't Hoff 인자(i)와 해리도(α) 연결 가능

① 비전해질의 이상용액인 경우 $i = 1$

② 전해질의 경우 전해질 분자가 해리할 때 생성되는 입자를 고려하는 항 추가 (예 : 염화칼슘 1몰의 경우 한 분자에서 3개의 이온이 생성되므로)

$$i = 1 + (\text{전해질 이온생성추가요소})$$
$$i = 1 + \alpha(3-1)$$

③ 일반적으로 ν개의 이온을 생성하는 전해질의 경우

$$i = 1 + \alpha(\nu - 1)$$

III. 강전해질에 대한 이론

1 활성도(activity)와 활성도계수(activity coefficient)

1) 활성도(a) : 유효농도, 몰랄농도 또는 몰농도로 표시, 용질의 실제농도나 양론적인 농도보다 작음

① 농도가 큰 강전해질의 경우, i 값으로 계산한 ⊠와 전도도 비율로 계산한 ⊠사이에 차이가 있음

② 농도가 중간 정도인 강전해질 용액에서는 정전기적 인력과 회합 때문에 빙점강하도 등의 총괄성 값이 장애가 없는 이온용액에서의 예상치 보다 작게 나타남

③ 강전해질은 완전히 이온화되더라도 자유이온으로 해리는 불완전하므로 실제로 작용하는 유효농도의 개념이 필요(강전해질의 일부만 이온화되기 때문이 아니라 어떤 이온들은 정전기적 상호작용에 의하여 효과적으로 이온의 역할을 하지 못하기 때문)

④ 극히 묽은 용액(무한 희석시)에서는 이온간의 상호 작용이 거의 없으므로 이온의 활성도는 몰랄농도 또는 몰농도 표시되는 양적 농도와 같음

$$a = m$$
$$\frac{a}{m} = 1$$

2) 활성도계수(γ)

① 무한희석시보다 용액의 농도가 증가함에 따라 이온의 활성도가 화학양론적인 농도보다 작아지기 때문에 a/m 의 비율은 1보다 작게 됨

② a/m의 비율은 특정 이온종에 대하여 몰농도나 몰랄농도의 척도로 나타낸 것이 활성도 계수임

- 실제활성도계수(practical activity coefficient, γ_c 또는 γ_m)
- 이론활성도계수(rational activity coefficient, γ_x)

$$\frac{a}{m} = \gamma_m$$
$$a = \gamma_m m$$

3) **평균이온활성도**(mean ionic activity, $a_\pm$), **평균이온활성도계수**(mean ionic activity coefficient, $\gamma_\pm$)

① 수용액 중의 양이온과 음이온은 각각 다른 이온활성도를 가질 수 있으므로 각각의 양이온과 음이온의 활성도와 전해질 전체의 활성도와의 관계를 정의하기 위하여 평균이온활성도(계수)가 필요

$$a_\pm = (a_+^m a_-^n)^{1/(m+n)} = (\gamma_+^m \gamma_-^n)^{1/(m+n)} (c_+^m c_-^n)^{1/(m+n)} = \gamma_\pm (c_+^m c_-^n)^{1/(m+n)}$$
$$\gamma_\pm^{m+n} = \gamma_+^m \gamma_-^n$$
$$c_+ = mc$$
$$c_- = nc$$

a_+ : 양이온의 활성도
a_- : 음이온의 활성도
γ_+ : 양이온의 활성도계수
γ_- : 음이온의 활성도계수
c : 전해질의 총농도
c_+ : 양이온의 농도
c_- : 음이온의 농도

② 같은 부류에 속한 서로 다른 전해질의 곡선은 낮은 농도에서는 일치, 높은 농도에서는 큰 차이

③ 농도가 증가함에도 활성도계수가 초기에 감소하는 것은 이온 간의 인력 때문

4) HCl 과 $CaCl_2$ 같은 전해질의 곡선에서 활성도계수가 최저를 나타내었다가 올라가는 것 (그림 6-6)

① 농후한 수용액에서 물분자의 이온에 대한 인력 때문

② 용매화(solvation)는 이온 간의 인력을 감소시켜 용질의 활성도계수를 증가

③ 비전해질의 수용액에 전해질을 가하면 비전해질이 수용액으로부터 염석(salting out)되어 나오는 것과 같은 효과

❷ 용매의 활성도

1) 몰분율을 사용하여 정의
2) 휘발성 용매의 활성도는 용매의 증기압을 이용하여 측정

❸ 기준상태(reference state)

1) 각각의 구성 성분이 이상적으로 거동하는 상태
2) 구성성분의 농도 (몰분율, 몰랄 또는 몰농도)와 활성도가 같은 상태, 즉 활성도계수가 1인 상태
3) 용액 중 용매의 기준상태는 용매의 순수한 액체
4) 용액 중 용질의 기준상태는,
   - 용매와 자유롭게 섞이는 액체용질의 경우는 해당 용질의 순수한 액체
   - 부분섞임성이 있는 액체 또는 고체 용질의 경우는 무한 희석된 용액 중의 용질

❹ 표준상태(standard state)

1) 표준화학퍼텐셜 (standard chemical potential, μ°) 등의 열역학적 표준값을 설정하기 위하여 도입된 개념
2) 용액에서 구성성분의 표준상태는 해당성분의 활성도가 1인 상태.
3) 용액 중 용매의 표준상태는 용매의 순수한 액체. 순수한 용매의 경우 몰분율이 1 이므로, 몰분율과 활성도는 같고, 표준상태는 기준상태와 동일
4) 용액 중 용질의 표준상태는,
   - 용매와 자유롭게 섞이는 액체용질의 경우는 해당 용질의 순수한 액체.
   - 부분섞임성이 있는 액체 또는 고체 용질의 경우는 농도는 단위농도(1 M, 1 molal, 또는 1 몰분율)이면서, 활성도은 무한 희석된 용액의 활성도를 가지는 '가상적' 상태. 무한히 희석되어 있는 용액 중의 용질의 경우 활성도는 농도와 같지만 1이 아니므로 표준상태와 기준상태는 같지 않음.

❺ 이온강도(ionic strength, μ)

$$\mu = \frac{1}{2}\sum_{1}^{j} c_i z_i^2$$

c_i : 이온의 농도(mole/liter)

z_i : 이온의 원자가

1) 모든 형태의 이온이 정전기적 힘에 어느 정도 기여하는가를 나타내는 것
2) 이온의 전하에 의존하는 것이지 용액 중에 있는 염의 특수한 성질에 의존하는 것은 아님

3) Lewis 와 Randall은 이온 간의 인력과 활성도계수와를 관련시키기 위하여 이온강도의 개념을 도입
4) 완충액 제조시 고려, 이온평형, 용해도, 반응속도론에 이용

6 Debye - Hückel 이론

$$\log \gamma_i = -Az_i^2\sqrt{\mu}$$

$$\log \gamma_\pm = -Az_+z_-\sqrt{\mu}$$

z_i, z_+, z_- : 양이온과 음이온의 원자가 또는 하전
A : 온도와 유전상수에 의존하는 인자(25℃ 물에 대하여 약 0.51)

1) 강전해질은 묽은 용액에서는 완전히 이온화하고, 또 전해질용액이 이상적인 행동과 차이를 보이는 것은 반대로 하전된 이온의 정전기적 영향 때문이라는 원리
2) 이온강도(μ)가 약 0.02까지인 묽은 용액에 적용

7 Debye - Hückel 식의 고농도로의 확장

$$\log \gamma_\pm = -\frac{Az_+ z_- \sqrt{\mu}}{1 + a_i B \sqrt{\mu}} + C\mu$$

a_i : 이온들이 접근할 때의 평균 거리로서 평균유효이온지름(mean effective ionic diameter) 또는 이온크기파라미터(ion size parameter)
B : 용매의 성질과 온도에만 영향을 받는 상수
$C\mu$: 고농도로 확장 적용을 위해 도입한 실험항

1) 이온강도 0.1 이상의 고농도에서는 전해질의 활성도계수는 최저값을 나타낸 다음, 농도가 증가함에 따라서 커지며 활성도가 1보다 커지는 경우도 있음 : 고농도로의 확장을 위하여 A, B 인자와 실험항 $C\mu$ 도입

IV. 총괄성을 나타내는 계수

1 *L* 값

$$\Delta T_f = iK_f m$$

묽은 용액에서 편리하게 사용하기 위하여 L을 도입하고 농도를 c로 바꾸면,

$$\Delta T_f = Lc \ (L = iK_f)$$

1) van't Hoff 의 식을 변형하여 묽은 용액의 총괄성을 편리하게 계산

2) L 값은 용액의 농도에 따라 다양한 값

3) L_{iso} **값**(그림 6-7)

① 체액과 등장인 약물농도일 때 L 값

② 약물의 등장용액을 제조할 때 사용

③ 비전해질인 경우 L_{iso}는 1.9

④ 약전해질인 경우 L_{iso}는 2.0

⑤ 1가의 전해질인 경우 L_{iso}는 3.4

❷ 삼투계수(osmotic coefficient)

$$\Delta T_f = gvK_f m$$

$g = i/$⊠

1) 실제삼투계수(practical osmotic coefficient)

① 전해질이 총괄성의 이상적인 거동으로부터 나타내는 편차를 보정하는 방법

② 비율 $i/$⊠ 를 g로 표시(그림 6-8)

③ 몰랄농도로 표시

④ 약전해질의 경우 : 해리도의 척도

⑤ 강전해질의 경우 : $g = 1$

⑥ 농도가 중간 정도인 용액 : g값 1과의 차이$(1 - g)$는 이온 간의 인력을 의미

❸ 오스몰랄농도

$$\Delta T_f \cong K_f im$$

$$i = gv$$

$im = gvm$ (오스몰랄농도)

1) 삼투압은 기압으로 표시하지만 임상적으로는 오스몰(osmol, Osm) 또는 밀리오스몰(milliosmol, mOsm)로 표시

① 밀리오스몰랄농도(mOsm/kg) = i · mm

② 1 오스몰랄 용액 : 1 kg의 물(1 몰랄 용액)중에 이온화하지 않은 물질 1 몰(1 그램 분자량)을 함유하는 용액

2) 실제임상에서는 몰랄농도보다 몰농도를 주로 사용함

① 오스몰농도는 측정이 불가능하며, 실험을 통해 측정한 용액의 오스몰랄농도로부터 계산해야 함

3) 비경구용 용액을 제조하여 내용을 표시할 때 정확성을 기하기 위해서는, 오스몰랄농도를 계산하는 것 보다는 증기압을 이용하거나 **어는점내림법**을 이용한 삼투압 측정법으로 오스몰농도로 변환

7

이온평형

학습목표

1. Brönsted-Lowry 이론 및 Lewis 전자이론
2. 산-염기 평형의 개념 및 약산과 약염기의 해리
3. 해리상수 K_a와 K_b의 정의 및 관계
4. pH, pOH, pK의 개념 및 상호관계
5. 강산과 강염기, 산도상수의 정의 및 계산

I. 서론

1 전해질 이론

1) Arrhenius 이론
   ① 산(acid) : 해리되어 수소이온을 방출하는 물질
   ② 염기(base) : 해리되어 수산이온을 방출하는 물질
2) Brönsted-Lowry 이론
   ① 산(acid) : 양성자(proton)를 줄 수 있는 물질
   ② 염기(base) : 산으로부터 양성자를 받을 수 있는 물질

$$\underset{\text{산1}}{HCl} + \underset{\text{염기2}}{H_2O} \rightarrow \underset{\text{산2}}{H_3O^+} + \underset{\text{염기1}}{Cl^-}$$

   ③ 산과 염기의 세기 : 양성자를 주거나 받으려는 경향에 의해서 결정됨
   - 강산 : 양성자를 모두 내어놓는 산(예 : HCl)
   - 약산 : 양성자를 일부만 내어 놓는 산(예 : acetic acid(CH_3COOH))
   - 산과 염기의 세기는 용매에 따라 다름

- HCl : 용매가 물인 경우 양성자를 쉽게 내어놓으므로 강산으로 작용함, 용매가 아세트산인 경우 양성자를 일부만 내어 놓아서 약산으로 작용함

④ 용매의 염기강도(basic strength) : 산으로부터 양성자를 받아들이는 용매의 능력

⑤ 염기강도에 따른 용매의 분류

- 친(親)양성자성 용매(protophilic solvent) or 염기성 용매 : 용질로부터 양성자를 받아들일 수 있는 용매(예 : acetone, ether)
- 소(疎) 양성자성 용매(protogenic solvent) : 양성자를 주는 용매(예 : 초산, 황산, 염산)
- 양쪽성 용매(amphiprotic solvent) : 양성자를 주기도 하고 받기도 하는 용매(예 : 물, 알콜)
- 비양성자성 용매(aprotic solvent) : 양성자를 주지도 않고 받지도 않는 용매(예 : 탄화수소류 용매)

3) Lewis 전자이론(electronic theory)

① 산 : 전자쌍을 받아서 결합을 형성하는 분자 또는 이온

② 염기 : 비공유 전자쌍을 제공하는 물질

II. 산-염기 평형

1 산-염기 평형 이론

1) 평형 : 두개의 반대되는 힘 또는 작용사이의 균형, 두개의 속도가 동적으로 같음을 의미

2) 화학평형

① 평형상태에서 반응물의 농도와 생성물의 농도 균형이 일정하게 유지

② 평형상태에서 반응물의 농도와 생성물의 농도가 반드시 같은 것은 아님

3) 약전해질의 산-염기 평형

$$HAc + H_2O \rightleftarrows H_3O^+ + Ac^-$$

산1 염기2 산2 염기1

① 정반응의 속도 R_f는 반응물의 농도에 비례함

$$HAc + H_2O \rightarrow H_3O^+ + Ac^-$$

$$\rightarrow R_f = k_1 \times [HAc]^1 \times [H_2O]^1$$

k_1 : 정반응의 비반응속도(specific reaction rate)

[ ] : 반응물의 농도를 의미

③ 역반응의 속도 R_r는 생성물의 농도에 비례함

$HAc + H_2O \leftarrow H_3O^+ + Ac^-$

$\rightarrow R_r = k_2 \times [H_3O^+]^1 \times [Ac^-]^1$

k_2 : 역반응의 비반응속도(specific reaction rate)

[ ] : 반응물의 농도를 의미

❷ 약산의 이온화

1) 평형상태에서 $R_f = R_r$

$k_1 \times [HAc]^1 \times [H_2O]^1 = k_2 \times [H_3O^+]^1 \times [Ac^-]^1$

$k = k_1/k_2 = [H_3O^+][Ac^-]/[HAc][H_2O]$

① 묽은 아세트산용액에서 물이 과량으로 존재하므로

- $[H_2O]$ = 55.3 mole/liter ← 25℃에서 물 1 L는 997.07 g, 997.07/18.02 = 55.3
  $k = k_1/k_2 = [H_3O^+][Ac^-]/[HAc] \times 55.3$
  $[H_3O^+][Ac^-]/[HAc] = 55.3\ k = K_a$

② K_a(산도 상수, acidity constant) = 55.3 k = $[H_3O^+][Ac^-]/[HAc]$

	HAc	+	H_2O	⇄	H_3O^+	+	Ac^-
초기농도	c				0		0
평형농도	(c−x)				x		x

- K_a(**산도 상수** 또는 해리상수) = $[H_3O^+][Ac^-]/[HAc]=x^2/(c-x)$
- 약산의 경우 일부만이 이온화되어 c >> x 이므로 c−x는 c로 대체됨
- K_a (산도 상수) = $[H_3O^+][Ac^-]/[HAc]=x^2/(c-x) \cong x^2/c$

$$x^2 = K_a c$$

$$x = [H_3O^+] = \sqrt{K_a c}$$

❸ 약염기의 이온화

1) 약염기 B와 물의 반응식

$B + H_2O \rightleftarrows OH^- + BH^+$

$\rightarrow K_b = [OH^-][BH^+]/[B]$

	B	+	H_2O	$\rightleftarrows$	OH^-	+	BH^+
초기농도	c				0		0
평형농도	(c−x)				x		x

- $K_b = [OH^-][BH^+]/[B]$
  $= x^2/(c-x)$
- 약염기의 경우 일부만이 이온화되어 c >> x 이므로 c−x는 c로 대체됨
- K_b(염기도 상수, basicity constant) $= [OH^-][BH^+]/[B] = x^2/(c-x) \fallingdotseq x^2/c$
  $x^2 = K_b c$
  $x = [OH^-] = \sqrt{K_b c}$

3) 약산 및 약염기의 이온화의 약학적인 의미
① 다수의 약물이 약산 또는 약염기에 해당 – 약산(아스피린), 약염기(코카인 염기, 모르핀 염기), 염(에페드린 염산염)
② 약물의 이온화 정도 : 생체 내에서 약물의 용해도, 흡수 및 생체막 투과도에 영향을 미침
③ 일반적으로 이온화된 형태가 용해도가 우수함
④ 일반적으로 이온화 되지 않은 형태가 생체막을 보다 용이하게 투과함

4 물의 이온화

1) 물은 다른 물 분자와 서로 반응하여 일부가 이온화되는 약전해질

$$H_2O + H_2O \rightleftarrows H_3O^+ + OH^-$$

① $k = [H_3O^+][OH^-]/[H_2O]^2$
② K_w (해리상수) $= k \times [H_2O]^2 = [H_3O^+][OH^-] \fallingdotseq 1.0 \times 10^{-14}$(at 25℃)
- 순수한 물에서 $[H_3O^+] = [OH^-] \fallingdotseq \sqrt{1.0 \times 10^{-14}} = 1.0 \times 10^{-7}$

③ 물의 이온곱은 온도에 따라 증가한다.

5 K_a와 K_b의 관계

1) 용매가 양성자를 주거나 받을 수 있는 양쪽성 용매인 경우
① 약산 HB의 해리상수와 짝염기인 B^-의 해리상수 사이에는 일정관계가 성립함

$HB + H_2O \rightleftarrows H_3O^+ + B^- \rightarrow K_a = [H_3O^+][B^-]/[HB]$
$B^- + H_2O \rightleftarrows OH^- + HB \rightarrow K_b = [OH^-][HB]/[B^-]$

- $K_a \times K_b = [H_3O^+][B^-]/[HB] \times [OH^-][HB]/[B^-] = [H_3O^+][OH^-] = K_w$

6 다양성자성 전해질의 이온화

1) 단일 양성자 전해질(monoprotic electrolyte) : 양성자 한 개를 주는 산, 양성자 한 개를 받는 염기
2) 다양성자(다염기성) 전해질 : 둘 또는 그 이상의 양성자를 줄 수 있는 산 또는 받을 수 있는 염기(Na_2CO_3, H_3PO_4)

7 양쪽성전해질

1) **양쪽성전해질**(ampholyte) : 산 또는 염기로서 작용할 수 있는 이온종, 아미노산, 단백질
(예 : glycine의 경우)

$^+NH_3CH_2COOH + H_2O \rightleftarrows {}^+NH_3CH_2COO^- + H_3O^+$

- $^+NH_3CH_2COO^-$가 산으로 작용하는 경우
  $^+NH_3CH_2COO^- + H_2O \rightleftarrows NH_2CH_2COO^- + H_3O^+$
- $^+NH_3CH_2COO^-$가 염기로 작용하는 경우
  $^+NH_3CH_2COO^- + H_2O \rightleftarrows {}^+NH_3CH_2COOH + OH^-$

2) **zwitter 이온** : 양전하와 음전하를 모두 가지는 양쪽성 이온종
(예 : $^+NH_3CH_2COO^-$)

III. Sörensen의 pH

1 pH

1) pH : 수소이온 농도의 역수의 로그
2) $pH = \log(1/[H_3O^+]) = -\log[H_3O^+]$
3) pK와 pOH
① $pH + pOH = pK_w$
② $pK_a + pK_b = pK_w$
③ 물의 이온곱은 온도에 따라 증가한다.

IV. pH에 따른 이온종들의 농도

1 다양성자산(H_nA)

1) 다양성자산(H_nA)은 연속적 단계로 이온화하여 용액 중 n+1개의 종을 만들 수 있다.

V. pH 계산

1 pH 계산의 필요성 및 방법

1) 약산, 약염기 또는 짝산-염기쌍의 혼합물로 구성된 용액의 pH
2) **양성자 균형 방정식**(proton balance equation, PBE) : 양성자를 받음(소비함)으로써 형성되는 이온종에 대한 총 농도의 합 = 양성자를 방출함으로써 형성되는 이온종에 대한 농도의 합
3) PBE 작성 방법
   ① 물에 가하는 이온종으로부터 시작한다.
   ② 왼쪽 항에는 양성자를 소비하여 형성되는 모든 이온종을 놓는다.
   ③ 오른쪽 항에는 양성자를 방출하여 형성되는 모든 이온종을 놓는다.
   ④ 이온종에는 출발 이온종에서 형성될 때 방출되거나 소비되는 양성자의 수를 곱한다.
   ⑤ 모든 PBE에는 $[H_3O^+]$를 식의 왼쪽에 놓고 $[OH^-]$는 식의 오른쪽에 놓는다.
   (∵ $H_2O + H_2O \rightleftarrows H_3O^+ + OH^-$)
4) 염(salt)은 물에 가하면 바로 이온종으로 해리한다고 가정
   ① Na_2HPO_4의 경우 $2Na^+$와 HPO_4^{-2}로 존재
   ② 양성자를 소비하여 형성되는 이온종의 개수 : H_3O^+, $H_2PO_4^-$, H_3PO_4 3개
   ③ 이온종의 농도 : $[H_3O^+]$, $[H_2PO^{4-}]$, $2[H_3PO_4]$
   ④ 양성자를 방출하여 형성되는 이온종의 개수 : OH^-, PO_4^{-3} 2개
   ⑤ 양성자를 방출하여 형성되는 이온종의 농도 : $[OH^-]$, $[PO_4^{-3}]$
   → $[H_3O^+] + [H_2PO_4^-] + 2[H_3PO_4] = [OH^-] + [PO_4^{-3}]$

5) 강산과 강염기의 용액

① 강산과 강염기는 물에 넣었을 때 100% 이온화하는 것으로 가정

$$H_2O + HCl \rightleftarrows H_3O^+ + Cl^-$$
$$H_2O + H_2O \rightleftarrows H_3O^+ + OH^-$$

② 강산인 HCl의 PBE

$$[H_3O^+] = [OH^-] + [Cl^-]$$
$$[H_3O^+] = K_w/[H_3O^+] + C_a \leftarrow [OH^-] = K_w/[H_3O^+] \leftarrow K_w = [H_3O^+][OH^-]$$
$$[H_3O^+]^2 = K_w + [H_3O^+]C_a$$
$$[H_3O^+]^2 - C_a[H_3O^+] - K_w = 0$$
$$[H_3O^+] = \frac{C_a + \sqrt{C_a^2 + 4K_w}}{2}$$

산의 농도가 1×10^{-6} M 또는 그 이상이면 $C_a^2 >> 4K_w$

$$[H_3O^+] \cong (C_a + \sqrt{C_a^2})/2 = 2C_a/2 = C_a$$

- NaOH 와 같은 강염기의 경우 : $[OH^-] \cong C_b$

6) 짝산-염기쌍

① 약산 HB와 그 짝염기 B^- 수용액의 PBE

$$HB + H_2O \rightleftarrows H_3O^+ + B^-$$
$$B^- + H_2O \rightleftarrows OH^- + HB$$
$$H_2O + H_2O \rightleftarrows H_3O^+ + OH^-$$
$$\rightarrow [H_3O^+] + [HB] = [OH^-] + [B^-]$$

7) PBE의 연습

① H_3PO_4를 물에 가하였을 때의 PBE는 무엇인가?

$$[H_3O^+] = [OH^-] + [H_2PO_4^-] + 2[HPO_4^{2-}] + 3[PO_4^{3-}]$$

② 초산 나트륨을 물에 가하였을 때의 PBE는 무엇인가?

$$[H_3O^+] + [CH_3COOH] = [OH^-]$$

8

완충 및 등장용액

학 습 목 표

1. 약산 및 약염기의 pH, pK_a, 이온화 사이의 관계
2. 약산 또는 약염기와 그 염에 대한 완충방정식의 이해 및 활성도계수와의 관계
3. 완충용량의 개념, 농도의 영향, pH와의 관계
4. 등장성의 개념, 약학에서의 중요성, 용액의 등장성 조정 방법

I. 완충방정식

1 완충액(buffer)

1) 정의 : 용액 중에 존재함으로써 산이나 알칼리를 소량 가했을 때 일어나는 pH의 변화에 저항하는 화합물 또는 화합물의 혼합물
2) 약산과 그 짝염기나 약염기와 그 짝산의 혼합물이 완충제로 작용
3) 아세트산에 아세트산나트륨을 가하면 공통이온 효과에 의해 아세트산의 이온화는 진정됨

2 완충작용(buffer action)

1) 산이나 염기를 가했을 때 pH의 변화에 대한 저항

3 약산과 그염에 대한 완충방정식

$$pH = pK_a + \log[\text{염}]/[\text{산}]$$

4 약염기와 그 염에 대한 완충방정식

$$pH = pK_w - pK_b + \log[\text{염기}]/[\text{염}]$$

1) 완충방정식은 완충용액의 제조에 중요하며, pH 4~10까지의 pH 범위에 적용
2) 약염기와 그 염의 완충용액은 염기의 휘발성과 불안정성, pH가 온도의 영향을 받는 pK_w에 의존하는 특성 등의 이유로 사용시 주의 요망

5 활성도계수와 완충방정식

1) 약산의 평형에서는 농도를 활성도로 대체함으로써 더 정확하게 완충액을 취급함

$$\text{pH} = pK_a + \log\frac{[\text{염}]}{[\text{산}]} + \log\gamma_{Ac-}$$

2) 25℃에서 약 0.1 또는 0.2보다 크지 않은 이온강도를 갖는 1가 이온의 수용액에 대한 Debye-Hückel 방정식으로부터 다음과 같이 쓸 수 있음

$$\text{pH} = pK_a + \log\frac{[\text{염}]}{[\text{산}]} - \frac{0.5\sqrt{\mu}}{1+\sqrt{\mu}}$$

3) 다염기성 산의 완충액에 대한 식

$$\text{pH} = pK_n + \log\frac{[\text{염}]}{[\text{산}]} - \frac{0.5(2n-1)\sqrt{\mu}}{1+\sqrt{\mu}} \quad (n\text{은 이온화 단계})$$

6 완충용액의 pH에 영향을 미치는 인자

1) 이온강도의 변화
   ① 약산성 완충용액의 이온강도가 커지면 용액의 pH는 감소함
2) 온도
   ① 산성 완충용액의 온도계수는 작지만, 염기성 완충용액은 온도에 따른 변화가 더 큼
3) 희석값(dilution value)
   ① 완충용액의 강도를 반으로 희석시켰을 때 일어나는 변화
   ② 희석에 의한 농도변화로 활성도계수가 변화하고 물이 약산이나 약염기로 작용

7 완충제로서의 약물

1) 연질 유리병 속에 들어있는 살리실산 용액은 유리의 알칼리성에 의해 영향을 받음
2) 에페드린 염기용액은 pH의 감소에 대한 자연적인 완충 보호작용

8 pH 지시약

1) pH의 변화에 따라 색의 변화가 일어나는 약산 또는 약염기
2) 산성 지시약의 해리

$$\underset{\text{산1 (산성 색)}}{HIn} + \underset{\text{염기2}}{H_2O} \rightleftarrows \underset{\text{산2}}{H_3O^+} + \underset{\text{염기1 (알칼리성 색)}}{In^-}$$

3) 지시약의 pH 계산법(지시약도 일종의 완충용액임)

$$pH = pK_{In} + \log\frac{[\text{염기}]}{[\text{산}]}$$

- pH = pK_{In}일 때 중간색을 나타냄

4) 지시약의 유효한 범위

$$pH = pK_{In} \pm 1$$

II. 완충용량

1 완충용량(buffer capacity)

1) pH 변화에 대한 완충액의 저항의 크기(pH의 변화에 대한 강산(또는 염기)의 증가의 비율)

$$\beta = \frac{\Delta B}{\Delta pH}$$

2) 완충용량은 주어진 완충계에 대해 고정된 값이 아니며 가해준 산 또는 염기의 양에 의존함
3) 가해준 산이나 염기의 양이 증가할수록 완충액의 완충용량은 감소함

2 완충용량에 대한 van Slyke식

$$\beta = 2.3C\frac{K_a[H_3O^+]}{(K_a + [H_3O^+])^2}$$

3 완충용량에 미치는 농도의 영향

1) 완충용량은 [염]/[산]의 비율에 의존
   ① [염]/[산]의 비율이 1에 접근함에 따라 완충용량은 증가함
2) 산과 염의 전체 농도에도 영향을 받음
   ① 완충액 구성 성분의 농도 크기에 의존하며, 산과 염의 농도가 증가함에 따라 완충액의 완충용량은 증가함

4 최대 완충용량

1) 최대 완충용량은 pH = pK_a일 때 일어남(즉, $[H_3O^+] = K_a$)

   $\beta_{max} = 0.576C$(*C는 전체 완충제의 농도*)

5 중화곡선과 완충용량

1) 강산과 강염기의 완충용액은 각각 수소이온 농도와 수산이온 농도에 직접 비례

   $\beta = 2.303[H_3O^+]$, $\beta = 2.303[OH^-]$

   ① HCl은 pH 2 이하에서 높은 완충용량을 가짐
2) 강산이나 강염기 수용액의 전체 완충용량에 대한 식

   $\beta = 2.303([H_3O^+]+[OH^-])$

3) 약산인 아세트산의 적정곡선
   ① NaOH를 가하기 전의 용액의 pH

   $$pH = \frac{1}{2}pK_a - \frac{1}{2}\log c$$

   ② 산이 나트륨이온과 아세트산이온으로 완전히 전환되는 당량점의 pH

   $$pH = \frac{1}{2}pK_w + \frac{1}{2}pK_a + \frac{1}{2}\log c$$

③ 중화곡선에 있는 이들 점 사이의 pH

$$pH = pK_a + \log\frac{[Salt]}{[Acid]}$$

- 반중화점에서의 pH인 pK_a에서 완충용액 곡선의 기울기 값이 최소이고 완충용량은 최대

III. 의약품 및 생물계에서의 완충액

1 생체 내 생물학적 완충계

1) **혈액**

① 혈액은 혈장에 있는 1차 완충액, 적혈구에 있는 2차 완충액으로 pH를 7.4로 유지하고 있음

② 혈장은 완충액으로 탄산/탄산염, 인산의 산/알칼리 나트륨염을 함유하고 있음

③ 적혈구는 hemoglobin/oxyhemoglobin과 인산의 산/알칼리 칼륨염을 함유하고 있음

④ 혈장 중 탄산의 1차 해리상수인 pK_1은 체온에서 이온강도가 0.16일 때 6.1이 됨

⑤ 혈액의 pH인 pH 7.4는 중탄산 완충액의 최대 완충용량을 나타내는 pH 6.1에서 비교적 멀리 떨어져 있기 때문에 중탄산 완충액에 의한 완충 작용은 다른 혈액 성분에 비해 작음

⑥ 중탄산 완충액에 의한 완충용량은 0.003

⑦ hemoglobin과 기타 성분에 의한 혈액의 완충용량은 0.025

⑧ 따라서, 혈액의 전체 완충용량은 0.003 + 0.025 = 0.028

2) **눈물**

① 큰 완충용량을 가지며 희석값이 큼

② 눈물의 pH는 약 7.4이며, 일반적으로 pH 4에서 10의 범위에서 점안제는 각막을 손상시키지 않음

③ pH 6.6 이하이거나 pH 9.0 이상이 되면 안구에 불쾌감을 주게 되므로 안약의 pH 조정은 중요함

3) 뇨

① 정상 성인의 뇨의 평균 pH는 약 6.0

4) 제약용 완충액의 제조

① 완충액이 사용되는 pH와 대략적으로 같은 pK_a를 갖는 약산을 선택

② 완충방정식으로부터 원하는 pH를 얻는데 필요한 염과 약산의 비를 계산
③ 적절한 완충용량을 얻는데 필요한 산과 염의 각각의 농도를 고려
④ 제약용 완충액을 선택할 때, 화학물질의 사용가능성, 멸균도, 시간에 따른 안정성, 원료의 가격 및 독성을 고려
⑤ 완성된 완충용액의 pH와 완충용량을 pH meter로 측정

5) 조직의 자극에 대한 완충용량과 pH의 영향
① 사용된 용액의 pH가 체액의 pH와 차이가 크면 자극의 원인이 될 수 있음
② 조직에 대한 자극은 용액의 완충용량이 작고 사용되는 양이 적을수록 작음, 또한 생체액의 양과 완충용량이 클수록 조직에 대한 자극이 작음
③ 인산염 완충액은 안과용 제제로 사용할 때 눈에 자극이 있으나 붕산은 안전함

6) 안정성과 최적치료반응
① 약산 또는 약염기 약물의 해리하지 않은 형태가 해리된 염 형태보다 더 높은 치료 능력을 가짐.
 * 생체막 투과도: 해리되지 않은 형태(지용성)>이온화 형태(수용성)
② 안과에서 사용되는 약물: pH증가에 따라 치료반응 증가

7) pH와 용해도
① 낮은 pH: 염기는 주로 수용매에 항상 아주 잘 용해하는 이용 형태가 더 많이 존재
② 높은 pH: 해리되지 않은 염기의 양이 물에 대한 용해도의 한계를 초과하여 침전

IV. 완충등장용액(buffered isotonic solution)

1 삼투성의 측정

1) 생체막에 적용되는 제약용 용액은 체액과 동일한 삼투압으로 조정해야 함
2) **hypertonic**(고장액), **hypotonic**(저장액), **isotonic**(등장액)
① 고장액에서는 적혈구 세포 내의 물이 빠져나와 오그라져서 주름이 지거나 무딘 톱날 모양이 됨
② 저장액에서는 적혈구 세포 내로 물이 들어가서 적혈구를 부풀게 하여 헤모글로빈이 유리되는 용혈 현상이 나타남
3) 등장액(isotonic solution)은 조직과 접촉시켰을 때 부피의 변화가 일어나지 않음
① 등장은 특정 막에 대하여 삼투압이 같은 용액
② 등장도 값 = 용액과 같은 총괄성을 갖는 NaCl 수용액의 농도
4) 적혈구를 이용하는 방법(hemolytic method) : 적혈구를 약물 용액에 분산시켰을 때에 일어나는 적혈구 외관의 변화를 관찰하는 방법

5) 총괄성을 이용하는 방법(colligative properties method) : 총괄성에서의 변화를 측정하여 삼투압을 구할 수 있음

① 체액 중 혈액과 눈물의 어는점은 − 0.52℃으로 설정

❷ L_{iso} 값을 이용한 등장성의 계산

1) $L_{iso} = \dfrac{\Delta T_f}{c}$

2) 어는점내림은 0.52℃이고, 체액과 등장인 0.90% NaCl 용액(0.154 M)의 L_{iso}값은 3.4

V. 등장성 및 pH를 조절하는 방법

❶ Class I 방법

염화나트륨이나 기타 물질을 약물용액에 가하여 용액의 어는점을 −0.52℃까지 내려 체액과 등장으로 만드는 방법

1) **어는점내림법(cryoscopic method)**

① 약물용액의 어는점내림으로부터 등장성 계산

② 동일한 어는점내림은 동일한 삼투성을 가짐

③ 0.9% NaCl 용액 = 등장용액 = 0.52℃의 어는점내림

④ W = (0.52−a)/b

⑤ W는 용액 100 mL에 가해주어야 할 조정할 물질의 양(g), a는 1% 약물의 어는점내림× 약물의 %농도, b는 조정할 물질 1%의 어는점내림

2) **염화나트륨 당량법(sodium chloride equivalent method)**

① 염화나트륨 당량(sodium chloride equivalent) 또는 약물의 등장성 당량(tonic equivalent)

② 약물 1 g 또는 다른 중량 단위와 당량인(즉, 같은 삼투 효과를 가지는) 염화나트륨의 양, E로 표현

$$E \cong 17\frac{L_{iso}}{MW}$$

③ W(%) = 0.9 − (drug % × E)

④ W(%)는 가해 줄 NaCl의 무게, drug %는 약물의 무게, E는 약물 1 g의 NaCl 당량

❷ Class II 방법

일정한 부피의 물을 약물에 가하여 등장액으로 만든 후 용액을 최종 부피로 만들기 위하여 등장액이나 등장 완충희석매질을 가하는 방법

1) White-Vincent method
   ① 물을 약물에 가하여 등장액을 만든 후, 용액을 최종부피로 만들기 위하여 등장액이나 등장 완충희석 매질을 가함
   ② 약물을 물과 혼합하여 만들 수 있는 등장용액의 mL로서의 부피 V

$$V = w \times E \times 111.1$$

   - w는 약물의 중량, E는 NaCl 당량

2) Sprowls법
   ① White-Vincent법을 간단하게 정리한 방법
   ② 1% 용액의 온스(ounce)에 해당하는 양인 0.3 g의 의약품을 가지고 만들 수 있는 등장 용액의 부피를 계산해서 정리함
   ③ 제조 가능한 의약품의 부피 (V) = Sprowls' volume × (실제 사용하는 의약품의 g 수 / 0.3)

9

용해도 및 분배현상

학 습 목 표

1. 용해도, 과포화용액, 불포화용액의 정의
2. 극성, 비극성, 반극성 용매
3. 용해도에 영향을 미치는 인자
4. 열역학적, 속도론적, 내연적인 용해도의 정의
5. 분배계수 및 약학에의 응용

I. 일반이론

1 서론

1) 정량적 정의 : 일정한 온도에서 포화용액의 용질 농도
2) 정성적 정의 : 균질한 분자 분산을 이루기 위한 둘 이상 물질 간의 자발적인 상호작용
3) 용해도에 영향을 주는 인자
   ① 화합물의 용해도는 용매와 용질의 물리적 및 화학적 성질에 의존
   ② 온도, 압력, 용액의 pH 등
4) 약학적으로 중요한 용해도 : 액체 중의 기체, 액체 중의 액체, 액체 중의 고체

2 열역학적 용해도

1) 열역학적 용해도 : 일정 온도와 압력의 평형상태에서 일정 부피의 용매에 녹아 용액 속에 남아있는 가장 안정한 결정형의 최대량(그림 9-1)
   ① 평형은 3종류 상호작용의 균형을 의미함(용매-용매, 용질-용질, 용매-용질)
   ② 열역학적인 평형은 계의 에너지 상태가 가장 낮을 때 도달하게 됨
   ③ 용액과 고체의 가장 안정한 결정형 간의 힘의 균형을 의미

2) 약물의 용해도 측정시 약물의 결정형에 대해 고려해야 함
(예 : 항바이러스제인 ritonavir의 특정 다형을 포함한 일부 약물은 초기에는 높은 용해도로 측정되나 시간 경과 후 측정한 실제 용해도는 상당히 감소함)

3 포화용액, 불포화용액, 과포화용액

1) 포화용액 : 용액 내에 있는 용질이 고체상과 평형인 상태
2) 불포화용액 : 규정온도에서 완전히 포화를 이루는 농도 이하에서의 용액
3) 과포화용액 : 일정온도에서 정상적으로 포함되는 용질 이상을 함유하여 용해되지 않은 용질을 포함하는 용액

4 용해도의 표현

1) 약물의 용해도는 여러 가지 방법으로 표현됨(표 9-1)
   ① 미국 약전(USP)에 약물의 용해도를 용질 1 g을 용해시키는 용매의 mL수로 기재 (예 : 붕산의 용해도 : 붕산 1 g은 물 18 mL에, 알코올 18 mL에, 그리고 글리세린 4 mL에 용해된다)
   ② 정량적으로 몰랄농도, 몰농도 및 %로도 표현
   ③ 용해도가 정확히 알려지지 않은 물질의 용해도는 일반적인 용어를 사용하여 기술

Ⅱ. 용매-용질의 상호작용

1 용매-용질 상호작용 개념

1) 같은 것은 같은 것을 용해한다(Like dissolves like).

2 극성용매(polar solvents)

1) 약물의 용해도는 용매의 극성, 즉 쌍극자 모멘트에 크게 좌우됨
2) 극성용매는 이온성인 용질과 다른 극성 물질을 용해시킴
   ① 물은 알코올과 모든 비율로 혼합되며, 백당과 기타 다수산 화합물(polyhydroxy compound)을 용해함
   ② 극성 물질의 용해도 : 쌍극자 모멘트, 수소결합 등 여러 요인 고려
      - 용질의 수소결합을 형성하려고 하는 능력이 쌍극자 모멘트에 의해 나타나는 극성보다 훨씬 더 중요한 인자임
      - 물은 알코올, 알데히드, 케톤, 아민 및 물과 수소결합을 형성할 수 있는 산소와 질소를 함유한 화합물을 용해함

③ Lewis의 전자 주개-받개 의미에서 구성 성분의 산성에서와 염기성에서의 성질의 차이 또한 용액 중에서의 특별한 상호 작용에 기여함

3) 물질의 용해도는 극성기와 비극성기의 비와 같은 구조적인 특징에도 영향을 받음
   ① 지방족 알코올의 비극성 사슬의 길이가 증가함에 따라 물에 대한 용해도는 감소
   ② 사슬형의 monohydroxy 알코올, 알데히드, 케톤 및 산은 물과의 수소결합 구조를 만들지 못해 용해도가 낮음
   ③ propylene glycol, glycerin 및 tartaric acid는 분자 내에 추가적인 극성기가 존재하여 물에 대한 용해도 증가
   ④ 탄소 사슬에 가지가 생기면 비극성효과를 감소시켜 물에 대한 용해도 증가
   - *t*-butanol은 물과 모든 비율로 섞이나 *n*-butanol은 20℃에서 100 mL의 물에 약 8 g 정도만 녹음

3 비극성용매(nonpolar solvents)

1) 탄화수소와 같은 비극성액체
2) 비극성 상호작용
   ① 탄화수소와 같은 비극성 액체의 용매작용은 극성 물질의 용매 작용과는 다름
   ② 낮은 유전상수 : 강전해질과 약전해질이온 사이의 인력을 감소시키지 못함
   ③ 비양성자용매(aprotic solvent) : 공유결합을 파괴하지도 못하고, 약전해질을 이온화시키지도 못함
   ④ 비전해질과 수소 결합을 형성할 수 없음
3) 비극성용매의 용질에 대한 용해도
   ① 이온성 용질과 극성 용질은 비극성 용매에 불용이거나 약간 용해
   ② 비극성 화합물은 유발쌍극자 상호작용을 통하여 비슷한 내부압력을 가진 비극성 용질을 용해
   ③ 용질은 용액 중에 약한 van der Waals 력(London 력)으로 유지
   - 기름과 지방은 사염화탄소, 벤젠 및 광유에 용해
   ④ 알칼로이드 염기와 지방산도 비극성 용매에 용해

4 반극성용매(semipolar solvents)

1) 케톤 및 알코올과 같은 반극성액체
2) 비극성 용매 분자에 극성을 유도하여 가용화
   (예 : 편극화 가능한 벤젠은 알코올에 가용성)
3) 중간용매(intermediate solvent)로 작용
   ① 극성인 액체를 혼합시켜 주는 역할
   (예 : 아세톤은 물에 대한 에테르의 용해도를 증가시킴)

Ⅲ. 액체 중의 액체의 용해도

1 혼합 약용 용액

1) 물과 알코올 혼합 : 여러 가지 농도의 알코올수 제조
2) 휘발성 기름과 물의 혼합 : 방향수제
3) 휘발성 기름과 알코올의 혼합 : 주정제(spirit), 엘릭시르제(elixir)
4) 에테르와 알코올 혼합 : 콜로디온제(collodion)
5) 여러 가지의 불휘발성 기름 혼합 : 로션, 스프레이제 및 오일류 제형

2 완전섞임성(complete miscibility)

1) 모든 비율로 섞이기 때문에 완전히 섞일 수 있음
   ① 극성용매와 반극성 용매 : 물-알코올, 글리세린-알코올, 알코올-아세톤
   ② 비극성용매 : 벤젠-사염화탄소
2) 용해도 문제에 관한 중요 고려대상 아님

3 부분섞임성(partial miscibility)

1) 혼합하면 각각의 액체에 일부 상대 액체가 용해된 상태로 들어 있는 두 개의 액체층 형성
   ① 물-에테르, 물-페놀(2장 물질의 상태 참조)
2) 완전혼합 온도(consolute temperature)와 부분섞임성
   ① 어떤 액체 쌍의 경우에는 온도가 낮아짐에 따라 용해도가 증가하며, 이러한 계는 완전혼합 온도 이하에서 두 성분이 용해되며, 그 온도 이상에서는 두 개의 분리된 층을 형성하는 아래쪽 완전혼합 온도(lower consolute temperature)를 나타내는 경우
   ② 두 액체가 부분적으로만 혼합하는 중간 온도 범위를 가지고 있는, 아래쪽 및 위쪽 완전혼합 온도를 모두 나타내는 경우
      - 니코틴-물 혼합물
   ③ 완전혼합 온도가 없는 경우 : 아래쪽 및 위쪽 완전혼합 온도가 모두 없으며, 혼합물이 존재하는 전체의 온도 범위에 걸쳐서 부분섞임성을 나타냄
      - 에테르-물 혼합물

③ 3성분계(three component system)

1) 2장 물질의 상태 참조
2) 한 쌍의 부분적으로 섞이는 액체를 포함하고 있는 3성분계
3) 예 : 물-사염화탄소-초산, 물-페놀-아세톤, 물-피마자유-알코올, 박하유-폴리에틸렌글리콜-물, salicylate-isopropanol-물

Ⅳ. 액체 중의 고체의 용해도

① 액체 중의 고체

1) 고체가 액체에 녹아 있는 용액은 약용 용액 중에서 가장 중요함
2) 많은 약물은 약산 또는 약염기이므로, 강산이나 강염기와 반응하여 일정한 pH에서 이온으로 존재함

② 용해도와 관련된 현상

1) 탄소수가 5이상인 carboxylic acid는 물에 난용성이나 묽은 수산화나트륨, 탄산염, 중탄산염과 반응하여 수용성 염을 형성함. 탄소수 10이상의 지방산은 알칼리 금속이온과 반응하여 가용성 비누를, 다른 금속이온과는 불용성 비누를 형성
2) 주석산, 구연산 같은 hydroxy acid는 수화되기 때문에(OH기의 존재에 기인) 물에 잘 녹으며, 주석산 대부분의 알칼리염은 수용성이나 K^+, NH_4^+염은 난용성임
3) 방향산은 묽은 알칼리와 반응하여 수용성의 염이 형성되나, 이 용액에 강산이 첨가되면 산으로 침전
4) 페놀은 약산이며, 물에 약간 녹으나 묽은 수산화나트륨용액에는 잘 녹음
5) 분자 내 염기성 원소인 질소를 함유한 많은 유기 화합물들은 약학에서 중요한 물질이며, 알칼로이드, 교감신경 흥분성 아민, 항히스타민, 국소마취제 등에 여기에 속함
6) Sulfonamide의 지방족 질소는 음전하를 띠고 있어 염기가 아닌 수용성 약산으로 작용하여 알칼리성 용액에서 수용성의 염을 형성함
7) Sulfonamide의 나트륨염은 강산, 강산의 염, ephedrine · HCl과 같은 약염기의 첨가로 침전을 형성함
8) Barbiturate계 화합물 역시 sulfonamide와 같이 약산으로 작용함

③ pH의 영향

1) 약전해질의 용해도는 용액의 pH의 영향을 크게 받음

① 1% 페노바르비탈나트륨 용액
높은 pH값에서 가용성

② 황산 아트로핀과 같은 알칼로이드 염은 pH가 높아짐에 따라서 침전하기 시작함

2) 투명하고 균일한 용액을 제조하고 최대 치료효과를 얻기 위해 제제를 최적 pH로 조절해야 함 : 약전해질의 용해도 계산 필요

3) 약전해질의 **용해도 계산**

① 약산의 용해도 계산 : 강산의 염이 수용액으로부터 침전하기 시작하는 pH 계산 (예 : 페노바르비탈나트륨)

- 총 용해도 S는 미해리산 [HP]의 농도와 짝염기(또는 이온 형)[P⁻]의 농도로 구성되어 있음

$$S = [HP] + [P^-]$$

약전해질이 어느 정도 해리하지 않는 경우 물 또는 산성용액에서의 용해도 S_0 = [HP]이며, 재정리하면 다음 식을 얻음

$$S = S_0 + K_a \frac{S_0}{[H_3O^+]}$$

약전해질이 어느 정도 해리하지 않는 경우 물 또는 산성용액에서의 용해도 S_0 = [HP]이며, 재정리하면 다음 식을 얻음

$$(S - S_0) = K_a \frac{S_0}{[H_3O^+]}$$

$$\log(S - S_0) = \log K_a + \log \frac{S_0}{[H_3O^+]}$$

$$pH_p = pK_a + \log \frac{S - S_0}{S_0}$$

- pH_p는 의약품의 용액으로부터 미해리의 산으로 분리되는 pH보다 낮은 pH임
- pH_p는 가해준 염의 최초의 몰농도 S와 미해리산의 몰 용해도 S_0, pK_a에 의존함

② 약염기의 용해도 계산

$$pH_p = pK_w - pK_b + \log \frac{S_0}{S - S_0}$$

- pH_p는 유리염기로서 용액으로부터 침전되기 시작하는 pH

④ 약물의 용해도에 미치는 용매의 영향

1) 용액의 pH가 약물이 완전히 이온화되는 pH이면, 강전해질 용액처럼 거동하여 용해도에 문제가 없음. 비이온화된 약물의 농도가 용해도를 초과하는 pH일 경우에는 침전이 일어남
2) 용질이 단일 용매보다는 혼합 용매에 더 잘 용해하는 현상을 **보용매현상**(co-solvency)이라고 하며, 혼합되어 용질의 용해도를 증가시키는 용매를 보용매(co-solvent)라고 함(그림 9-4)

⑤ pH와 용매의 혼합효과

1) 용매는 완충용액 중의 약전해질의 용해도에 2가지 방향으로 영향을 줌
   ① 약전해질 완충 수용액에 알코올을 가하면 용매의 극성을 좀 더 유리한 값으로 조절하게 됨으로써 미이온화 종의 용해도를 증가시킴(그림 9-4)
   ② 알코올은 물보다 극성이 작으므로 약전해질의 해리를 감소시키며 약물의 용해도는 해리상수가 감소됨(pK_a는 증가)에 따라서 낮아짐(그림 9-5)

⑥ 다중성분계에서 착물의 영향

1) 입자의 크기, 모양, 표면장력, 분자용적
2) 입자의 크기와 용해도 : 입자의 크기가 감소함에 따라서 용해도가 증가함

$$\log \frac{s}{s_0} = \frac{2\gamma V}{2.303RTr}$$

s : 미세한 입자의 용해도
s_0 : 큰 입자의 용해도
γ : 입자의 표면장력
V : 분자 용적(입자의 몰 당 cm^3)
r : 입자의 최종 반지름(cm)
R : 기체상수
T : 절대온도

- 현탁제나 유제 중의 고체 입자나 입체 입자에 대하여 사용할 수 있음

V. 열역학적 및 속도론적 용해도 결정

1 상률과 용해도

1) 열역학적 용해도

① 약전해질의 용해도는 Gibbs의 상률을 이용하여 설명될 수 있음(F = C - P + 2)

② 속도론이나 물질의 구조에 관한 가정과는 관계없이 모든 종류의 약물에 적용 가능함

③ 약물을 특정 용매에 녹이고 평형에 도달한 후 필터로 과량의 약물을 제거하고, 용해된 약물의 양을 측정함

④ 열역학적용해도를 구하기는 쉬우나 많은 시간이 소요됨

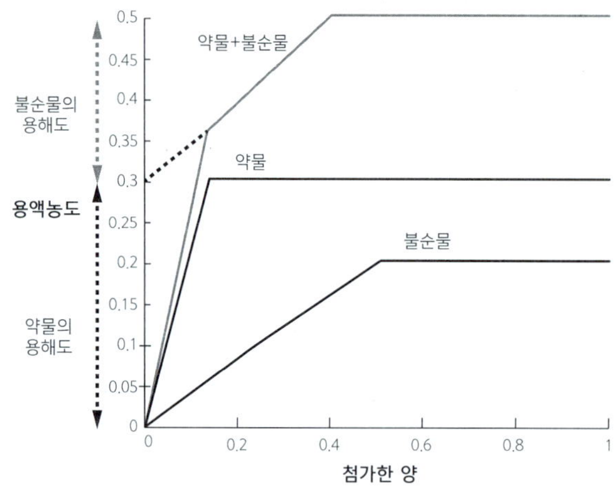

2) 속도론적 용해도

① 약물 개발 초기 단계에서 많은 수의 약물, 부족한 약물양, 순도와 결정의 불확실성 때문에 열역학적 용해도의 측정은 거의 불가능하므로, 속도론적 용해도로 불리는 반용매침전의 고속속도론측정법(high-throughput kinetic measurement)을 부분적으로 사용하게 됨

② 수성성분이 약물을 더 이상 용매화시키지 못하는 지점으로 정의됨

③ 물의 반용매성질에 의해 화합물이 용액으로부터 석출될 때까지 DMSO stock solution에 서서히 수성용매를 가함(침전은 분광학적으로 검출함)

④ 속도론적 측정에 의한 결과와 열역학적용해도의 결과가 정확하게 일치하는 것은 아님

② 열역학적 용해도의 제한점

1) shake-flask 법 : 기구나 필터에 흡착, 불완전한 상분리, 화합물의 불안정성과 느린 용출이 결과에 영향을 미칠 수 있음
2) 전위차측정법 : 부정확한 pK_a 측정법, 적정시 화합물의 분해, 느린 용출이나 부정확한 자료 분석 등이 결과에 영향을 줄 수 있음
3) 고유용해도(S_0)와 특정 pH에서 측정한 용해도 구분 필요
   ① 고유용해도는 비해리형 상태의 용해도이며, 사용한 용매의 종류와 무관함
   ② 특정 pH에서 측정한 용해도는 용액 내에 존재하는 이온종의 농도와 성질에 영향 받음
   ③ 특정 pH에서 강하게 이온화되는 난용성화합물에 있어서는 영향이 심각함
   ④ 단일 pH에서의 측정으로는 단량체와 복합체(이량체로부터 미셀까지)를 구분할 수 없음

Ⅵ. 섞이지 않는 용매 간의 용질의 분배

① 분배

1) 섞이지 않는 용매 간의 용질은 분배
2) 과량의 액체나 고체를 두 개의 섞이지 않는 액체의 혼합물에 가하면 두 상에 분배되어 각각 포화됨
3) 용액을 포화시키기에 불충분한 양의 물질을 섞이지 않는 용매에 가하더라도 일정한 농도의 비율로 두 층에 분배됨
4) C_1와 C_2를 용매1과 용매2에 있는 물질의 평형농도라고 하면, 평형식은 다음과 같음

$$\frac{C_1}{C_2} = K$$

- 평형상수 K는 분배비율(distribution ratio), **분배계수**(distribution coefficient, partition coefficient)
- 분배법칙(distribution law)라고 알려진 식은 활성도계수를 무시할 수 있는 희박한 용액에 대해서만 직접 적용할 수 있음

② 이온해리와 분자회합

1) 분배에 미치는 이온해리와 분자회합의 효과
   ① 용질은 부분적으로 또는 전부 하나의 상중에 회합분자로서 존재하기도 하며, 또

는 어느 액체상에서 이온으로 해리하기도 함

② 분배의 법칙은 두 상에 공통으로 존재하는 종의 농도에만 적용되는데, 즉 용질의 1량체(monomer) 또는 간단한 분자인 경우임

- 기름상과 물상 사이 벤조산(benzoic acid)의 분배는, 벤조산이 기름 중에서 회합되어 있지 않고 물속에서 이온으로 해리되지도 않을 때는 분배 평형식(식 9-13)을 써서 분배상수를 계산할 수 있음

③ 회합과 해리가 생기면 벤조산이 기름상에서 회합하고, 물상에서 해리됨(그림 9-9)

2) 회합은 없고 해리만 있는 경우

① 벤조산은 비극성용매 중에서 2량체화(2분자로 회합)되지만 땅콩기름 속에서는 회합되지 않음

② 물에서는 용액의 pH에 따라서 상당히 이온화됨

③ 기름상중에 있는 벤조산의 총 농도 C_0는 땅콩기름 속에서는 회합이 일어나지 않으므로, 기름상 중에 있는 1량체의 농도 $[HA]_0$와 같음

④ 기름상과 물상 모두에 공통인 종은 회합되지 않은 벤조산분자와 해리되지 않은 벤조산분자이고, 분배는 다음과 같이 표시할 수 있음

$$K = \frac{[HA]_o}{[HA]_w} = \frac{C_o}{[HA]_w}$$

$$K' = \frac{C_o}{C_w} = \frac{[HA]_o}{[HA]_w + [A^-]_w} = \frac{[HA]_o}{[HA]_w + \frac{K_a[HA]_w}{[H_3O^+]}} = K\frac{[H_3O^+]}{K_a + [H_3O^+]}$$

K : 진 분배계수(true distribution coefficient)
K' : 겉보기 분배계수(apparent distribution coefficient)
$[HA]_0 = C_0$ 기름 상에 있는 간단한 벤조산 분자의 몰농도
$[HA]_w$: 물상중의 해리되지 않는 산의 몰농도
K_a : 산도상수(acidity constant)

$$\frac{K_a + [H_3O^+]}{C_w} = \frac{K+1}{C}[H_3O^+] + \frac{K_a}{C}$$

- 진 분배계수 K를 여러가지 수소이온 농도의 범위에 걸쳐서 구할 수 있음
- 수소이온 농도와 평형에서 물상에 남아 있는 총 농도 C_w 만을 측정하면 됨

3) 회합은 있고 해리는 없는 경우

① 벤조산을 벤젠과 산성화 된 물에 분배시키면, 벤젠 층에는 주로 회합된 분자로서 존재하고 물 층 에는 해리되지 않은 분자로서 존재함

② 벤젠 중의 단일분자 HA와 회합분자 $(HA)_n$ 사이의 평형은 $(HA)_n \rightleftarrows n(HA)$
회합된분자 단일분자

$$K_d = \frac{[\mathrm{HA}]_0^n}{[(\mathrm{HA})_n]} \text{ 또는 } [HA]_0 = \sqrt[n]{K_d}\sqrt[n]{[(HA)_n]}$$

K_d : 용매 중에서 회합된 분자가 단일 분자로 해리되는 것을 나타내는 평형상수는

벤조산은 벤젠 중에서는 2중분자의 형태로 존재하는 것이 월등히 많으므로 변형된 분배계수는 n = 2 일 때,

$$K'' = \frac{[HA]_0}{[HA]_w} = \frac{\sqrt[2]{C_0}}{[HA]_w}$$

3 추출

1) K = (원래의 용매 중의 용질의 농도)/(추출용매 중의 용질의 농도)

$$K = \frac{w_1/V_1}{(w - w_1)/V_2}$$

2) 추출과정을 반복하여 n번 추출하면

$$w_1 = w\left(\frac{KV_1}{KV_1 + V_2}\right)^n$$

- 추출용매의 양이 일정하다고 할 때 n이 클수록 V_2가 작을수록 추출효율은 증가
- 소량의 용매로 여러 번 추출하는 것이 효과적임

3 용해도와 분배계수

1) 액체 또는 결정형 유기물질의 물에 대한 용해도를 결정하는 식

$$\log S = -\log K - 1.11\frac{\Delta S_f(\mathrm{mp} - 25)}{1364} + 0.54$$

S : 물에 대한 용해도(mole/l)

K : 옥탄올-물 분배계수

ΔS_f : 용융 몰 엔트로피

mp : 고체물질의 융점(액체물질에서 mp는 25)

10

착물의 형성과 단백질 결합

학 습 목 표

1. 착물의 정의 및 약학적 이용
2. 내포화합물의 종류
3. 착물의 분석방법
4. 단백질결합의 이해, 단백질에 결합된 약물의 양 측정법

I. 착물(배위화합물)

❶ 착물 정의와 활용

1) 정의 : 둘 또는 그 이상의 상이한 화학적 성분 사이의 공여-수용 기전 또는 Lewis의 산-염기작용에 의하여 형성된 것
2) **착물** 형성에 관련하는 힘 : van der Waals 력, 수소결합, 배위결합, 소수성결합
3) 용도 : 난용성 약물의 가용화, 극성의 극대화 또는 반전화, 배합금기, 안정성 증가

II. 금속착물

❶ 무기착물(inorganic complexes)

1) 금속-리간드결합

hexamminecobalt Ⅲ [헥사민코발트 (III)] : $[Co(NH_3)_6]^{3+}$

$$\underset{\text{금속이온}}{Co^{3+}} + \underset{\text{리간드(ligand)}}{6NH_3} = [Co(NH_3)_6]^{3+}$$

- 코발트 이온의 배위수(coordination) 또는 금속 이온에 배위된 암모니아기의 수 = 6

❷ 킬레이트(chelates)

1) 금속과 리간드의 입체 구조 결합(엄격한 입체성이 요구됨)
2) 클로로필(chlorophyll), 헤모글로빈(hemoglobin) : 생명과정에서 생성되는 킬레이트
3) EDTA(ethylenediamine-tetraacetate, 6자리 킬레이트) : 금속(Fe, Cu)과 결합하여 과일주스나 약물제조 과정에서 산화적인 분해 방지, 경수로부터 칼슘이온(Ca^{2+}) 제거

III. 유기분자착물

❶ 유기분자착물

1) 공여-수용 형태의 약한 힘 또는 수소결합에 의하여 서로 붙잡혀 있는 성분으로 구성
2) 약물착물(drug complex)
   ① 카페인과 여러 산성약물(sulfonamide, barbiturate)의 착물 형성
      - 쌍극자-쌍극자 힘, 카페인의 카르보닐기와 산의 수소원자 사이의 수소결합에 의해 형성
   ② 에스테르(ester)의 착물화
      - 많은 의약품이 이 부류에 속함
      - 에스테르와 아민, 페놀, 에테르 및 케톤 사이에 형성된 착물은 친핵성인 카르보닐기의 산소와 활성수소 사이의 수소결합 때문에 형성됨
3) 고분자 착물(polymer complex)
   ① Polyethylene glycols(PEGs), polystyrene, carboxymethylcellulose(CMC)와 친핵산소(nucleophilic oxygens)를 포함하고 있는 유사한 고분자는 여러 의약품과 착물 형성가능
   ② 약물-고분자 착물은 약물의 약제학적 파라미터(해리속도 등)를 조절하기 위해 사용됨

IV. 내포화합물(inclusion compounds)

❶ 채널격자형(channel lattice type)

1) choleic acid, deoxycholic acid
2) urea, thiourea : 채널 모양의 구조로 결정화

❷ 층형(layer type)

1) 벤토나이트

❸ 클라드레트(clathrate)

1) 배위하는 화합물이 그 속에 붙잡히는 새장 모양의 격자 형태로 결정화됨 → 새장 속에 들어가는 성분의 분자 크기만이 중요
2) 광학이성질체를 분리하거나 분자를 분리하는 과정에도 사용될 수 있음
3) hydroquinone (quinol) : 새장 모양의 수소결합구조로 결정화됨

❹ 단분자 내포화합물(monomolecular inclusion compounds)

1) 1개의 host 분자에 1개의 guest 분자가 끼어들어 있는 것
2) **cyclodextrin** (CD)
   ① 작은 분자 또는 큰 분자의 부분과 내포화합물을 만드는 글루코스의 원형다량체 (단분자 host의 대표)
   - 최소 6개의 D-(+)-글루코피라노오스의 고리형 올리고당
   - α-CD(6개 글루코스), β-CD(7개 글루코스), γ-CD(8개 글루코스)

   ② 도넛형태의 환을 형성하며, 잘린 원뿔 형태로 존재
   - 수용액에서 내포화합물을 만드는 능력은 글루코스의 배열에 의함(그림 10-3)
   - 미토마이신 C분자와 내포화합물 형성(그림 10-5) : 내부는 소수성(CH_2 그룹), 입구는 친수성(OH 그룹)
   - α-CD : 가장 작은 내부 직경을 가짐
   - β-CD, γ-CD : 큰 내부구조 때문에 약학적으로 유용

   ③ **약학적 응용**
   - **약물의 가용화 및 안정화**
     (예 : 레티놀산-β-CD : 용해도 향상, 톨부타마이드-β-CD : 용출속도 향상)
   - 반응성 변화 : 반응의 특성과 내부공간의 배향에 따라 변함
     (예 : 인도메타신-α-CD : pH 의존성 가수분해 발생, 인도메타신-β-CD : pH 의존성 가수분해 방지)
   - 독성감소
   - 서방화(β-CD)
   - 자극성 개선

⑤ 분자체(molecular sieve)

1) 다분자성 내포화합물, 원자가 3차원적으로 배열해 새장형, 채널형 공간을 형성
2) zeolite, dextrin, silica gel

V. 착물의 분석방법

① 배위화합물 활용의 중요한 요소

1) 금속에 대한 리간드, 수용체에 대한 공여체의 화학양론적 비율(stoichiometric ratio)
2) 착물 형성에 대한 안정도상수(stability constant)

② 연속변화법(method of continuous variation)

1) 분광학적인 흡광계수(spectrophotometric absorbance)를 사용함, 가성성
2) 착물이 형성되지 않았을 때 예상되는 값에서 착물화가 일어날 때 여러 가지 몰분율에서의 측정값을 빼줌 → 이 차이를 몰분율에 대하여 plot하면 착물의 몰비율을 구할 수 있음

③ pH 적정법(pH titration method)

1) Glycine에 의한 제2구리이온의 킬레이트화 반응에 2개의 양성자가 형성 → pH 감소

④ 분배법(distribution method)

1) 두 가지 서로 섞이지 않는 용매 사이에 용질을 분배시키는 방법을 이용하여 착물에 대한 안정도 상수를 결정할 수 있음
2) 요오드칼륨에 의한 요오드의 착물화($I_2 + I^- = I_3^-$)

⑤ 용해도법(solubility method)

1) 과량의 약물을 여러 가지 농도의 착물형성시약 용액과 함께 마개를 막은 용기에 넣고 항온조에서 평형이 될 때까지 용기를 진탕한 후, 적당량의 상등액을 취하여 분석함
2) 카페인에 의한 파라아미노벤조산(PABA)의 착물형성

⑥ 분광광도법과 전하이동 착물화(spectroscopy and charge transfer complexataion)

1) 자외(ultraviolet) 및 가시영역(visible)을 대상으로 하는 흡수 스펙트럼은 보통 공여-수용형 또는 전하이동형 착물의 형성 연구에 이용됨

7 기타 측정법

1) NMR, IR, polarography, 원평광 이색성(circular dichroism, CD), 반응속도법(kinetic), X-선회절분석법, 전자회절분석법 등

VI. 단백질 결합

1 결합평형(binding equilibrium)

1) 단백질(P)과 약물분자(D)의 상호 작용 관계 분석(P + D ⇄ PD)

$$r = \frac{K[D_f]}{(1 + K[D_f])}$$

$$\frac{1}{r} = \frac{1}{K[D_f]} + 1$$

K : 회합상수
$[D_f]$: 유리약물농도
r : 총단백질의 몰수당 결합한 약물의 몰수($r = [PD]/[P_t]$)

2) 단백질에 약물이 결합할 수 있는 독립적인 부위가 ν개 있는 경우 : Scatchard plot

$$\frac{r}{[D_f]} = \nu K - rK$$

ν : 약물과 단백질 결합부위 수

2 평형투석 및 한외여과(equilibrium dialysis and ultrafiltration)

1) 단백질에 결합된 약물의 양을 측정하는 방법
2) **평형투석**
   ① 결합이 일어나면, 평형상태에서 단백질이 들어있는 반투막 주머니의 약물농도가 반투막 밖에 있는 용기 중의 약물의 농도보다 큼
   ② 단백결합에 대한 가장 보편적인 방법
3) **한외여과**
   ① 시간이 덜 걸리기 때문에 편리함
   ② 단백질에 붙은 약물은 막을 통과하지 못하게 하면서, 작은 분자(유리 약물)가 수

압 또는 원심분리에 의해서 막을 통과하여 빠져나오게 하여 분광광도법 등으로 분석

❸ 동적 투석(dynamic dialysis)

1) 동력학적(kinetic) 방법, 측정이 신속하고 경제적, 단백질 결합의 경합저해(competitive inhibition)의 연구에도 적용 가능
2) 투석 셀(dialysis cell)로부터 소실되는 약물의 속도(유리 약물농도에 비례)에 기반한 방법

❹ 소수성 상호작용(hydrophobic interaction)

1) 단백질과 같은 큰 소수성 부분을 갖는 분자는 수용액 중에서, 소수성 부분은 내측을 향하고, 친수성 말단은 물과 접하도록 외측을 향하여 미셀형의 구조를 취함
2) van der Waals 력, 3차원 구조상에서 물과의 수소결합 등이 관여

❺ 동종회합(self-association)

1) 어떤 약물분자들은 2량체, 3량체, 다량체를 형성하기 위하여 분자들끼리 회합함
2) **동종회합**은 용해도, 확산이나 막투과 또는 치료활성에 영향을 줌

❻ 착물화에 영향을 주는 요소와 단백질 결합

1) 착물의 안정화상수와 리간드의 분배계수 간에 상관관계가 있음 → 리간드의 소수성이 수용성 착물의 형성에 가장 중요함
2) 물-에탄올, 물-프로필렌글리콜 혼합액에서 용액의 유전상수가 감소함에 따라 착물의 안정도상수도 감소하며 이는 소수성 결합 때문임

11

확 산

학습목표

1. 확산의 정의 및 약학에서의 응용
2. Fick의 확산법칙
3. 확산계수, 투과도, 지연시간
4. 막을 통한 확산 및 확산에 의한 약물방출

I. 개요

1 확산(diffusion)

1) 물질의 무질서한 분자운동, 즉 브라운 운동에 의한 개별 분자의 물질이동 과정
2) 고농도에서 저농도쪽으로 진행되는 **농도구배**(concentration gradient)와 같은 **추진력**(driving force)이 요구됨
3) 물리적 또는 생체막을 통과하는 방법 : 단순분자확산, 세공(pore) 및 통로(channel) 확산(그림 11-1)
4) 비공성막을 통한 확산이나 투과는 물질의 막 내부에서의 용해도에 의존함
5) 세공 및 통로를 통한 확산은 입자의 상대적 크기와 세공의 모양 및 직경의 영향을 받음

2 약학에서의 확산 과정

1) 생체조직 중 약물의 흡수 및 배설 : 생체막을 통한 확산(transcelluar & paracellular route)
2) 정제, 과립 및 산제로부터 약물의 방출 및 용출
3) 연고나 좌제 기제로부터 약물의 방출
4) 피막, 포장, 필름, 플라스틱 용기벽, 마개 등을 통한 수증기, 기체, 약물 및 부형제 등의 통과
5) **삼투**(osmosis) : 용매가 반투막을 통과하여 용질 및 용액을 희석시키는 이동 현상

6) **한외여과**(ultrafiltration) : 용액에 압력을 가하여 용매 및 작은 용질분자만 막을 통과하여 콜로이드입자나 고분자 물질을 분리하는데 이용되는 과정(알부민, 효소 등의 정제)

7) **투석**(dialysis) : 미세한 구멍을 가진 막을 통과하는 속도가 큰 분자와 작은 분자 간에 서로 다름에 기초한 물질 분리과정(혈액투석은 대사산물인 노폐물만을 혈액에서 제거)

II. 정상상태(steady-state) 확산

1 Fick의 제1확산 법칙

$$J = \frac{dM}{S \cdot dt} = -D\frac{dC}{dx}$$

J (확산류, Flux) : 단위시간(t) 동안 단위면적(S)을 통해 이동하는 물질의 양

확산계수(D, cm^2/sec, diffusion coefficient, diffusivity) : 온도, 압력, 농도, 용매 및 확산 물질의 화학적 성질 등에 영향을 받음

- 물질의 확산은 dC/dx [농도구배(concentration gradient)]에 비례
- 음의 부호는 확산이 농도의 증가 방향에 대해 역방향으로 진행됨을 의미한다. 다시 말하면 확산은 확산물질의 농도가 감소하는 방향으로 일어나서 확산류는 항상 양의 값이다.
- 확산은 농도구배가 더 이상 존재하지 않게 될 때 멈춤(즉, $dC/dx = 0$ 일때)

2 Fick의 제2확산 법칙

x방향으로 거리에 따라 확산물질의 양 또는 확산류가 변할 때 단위부피에서 확산물질의 시간에 따른 농도변화, 즉 dC/dt는 다음과 같다.

$$\frac{\partial C}{\partial t} = -\frac{\partial J}{\partial x}$$

$$\frac{\partial C}{\partial t} = D\frac{\partial^2 c}{\partial x^2}$$

- 막 내의 어떤 특정 위치에서 시간에 따른 농도변화를 나타내는 식
- 특정 부위에서 시간에 따른 농도변화는 그 부위의 농도구배 변화에 비례

❸ 정상상태(steady state)

1) 막 내의 약물농도 기울기가 일정함

$$\frac{dC}{dt} = D\frac{d^2C}{dx^2} = 0$$

2) 막 내의 모든 부분에서 flux가 일정함

- 비정상상태(non-steady state) : 막 내의 농도기울기가 계속 변화하고 있는 경우

3) 싱크상태(sink condition)

① 확산실험에서 수용체 쪽 용액이 계속 새로운 용매로 교체되어 확산물질 농도가 항상 낮게 유지되어 무시할 수 있는 상태($C_r = 0$)

② 정상상태의 확산류가 막을 통과하고 있을 때 막을 통과하기 전 용매와 용액은 공급원(source)이 되며 막을 통과한 후 용매만 존재하는 쪽은 싱크(sink)가 됨(그림 11-3)

III. 막을 통한 확산

❶ 얇은 막을 통한 정상상태 확산 및 확산 저항

1) 그림 11-5

$$J = \frac{D}{h}(C_1 - C_2) = \frac{C_1 - C_2}{R}$$

h = 막두께

R = 확산저항(h/D)

2 투과도

1) 그림 11-4

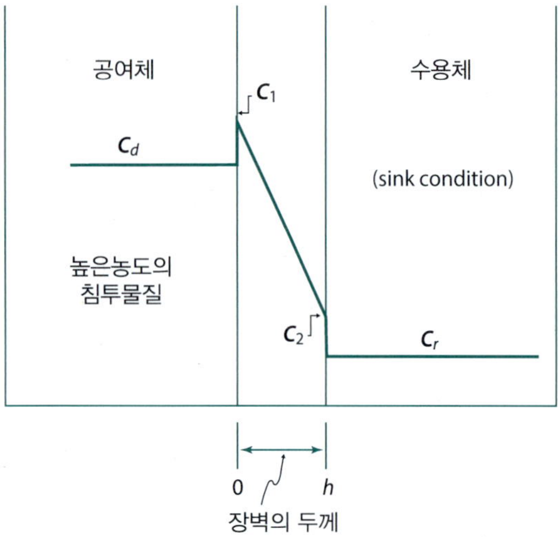

그림 11-4. 확산셀(diffusion cell)의 가로막을 가로지르는 확산물질의 농도 구배. 일반적으로 막의 경계면에서 농도 그래프가 갑작스럽게 증가하거나 감소한다. 일반적으로 C_1은 C_d와 다르고 C_2도 C_r과 다르기 때문이다. C_1이 C_d과 같게 되는 경우는 오직 $K-C_1/C_d$가 1이 될 때이다.

$$J = \frac{dM}{S \times dt} = \frac{D}{h}(C_1 - C_2) = \frac{DK(C_d - C_r)}{h} = \frac{DKC_d}{h} \text{ (싱크조건가정)}$$

K = 분배계수 ($C_1/C_d = C_2/C_r$) : 막 내부의 농도를 알기 어렵기 때문에 분배계수 사용

$$P = \frac{DK}{h}$$

P : 투과도 또는 투과계수(permeability coefficient)[cm/sec]

$$\frac{dM}{dt} = DSK\frac{C_d}{h} = PSC_d$$

위 식을 적분하면 $M = PSC_dt$ 되고 t에 대한 M의 그래프를 그리고 기울기로부터 투과계수 P 계산

3 확산의 추진력(driving force)

1) 농도, 압력, 온도, 전기퍼텐셜(electrical potential) 등(**표 11-1**)

Ⅳ. 다층 확산 구성요소가 있는 시스템

❶ 확산도(diffusivity)

1) 계의 기본 물질 성질로 용질, 온도 및 용매의 영향을 받음
2) 기체입자의 확산율 : 기체 > 액체 > 고체

❷ 다층 확산

1) 생체 장벽을 통한 확산 현상 : 분리된 막으로 구성된 여러 층으로 존재
2) 기체나 액체 용질이 용기나 플라스틱 포장 투과
3) 지지체 위의 Caco-2, MDCK cell을 이용한 막투과 연구
4) 각 층의 확산에 대한 저항 R_i는 그 개개 층의 투과계수 P_i의 역수와 같음(그림 11-6)

$$R = R_1 + R_2$$

$$\frac{1}{P} = \frac{1}{P_1} + \frac{1}{P_2} = \frac{h_1}{D_1K_1} + \frac{h_2}{D_2K_2}$$

$$P = \frac{D_1K_1D_2K_2}{(h_1D_2K_2 + h_2D_1K_1)}$$

R : 각 층의 확산에 대한 저항
P : 각 층의 투과계수
h_1 : 피부의 지질층
h_2 : 수층
D : 확산계수
K : 분배계수

5) 다층 확산의 과정에서 가장 속도가 빠른 과정이 속도결정단계(율속단계)가 됨

❸ 지연시간(lag time, t_L)

1) 개념 : donor와 receptor 부분을 분리하는 막의 내부에 물질이 침투하여 농도 경사가 시간에 따라 변하지 않고 일정하게 될 때까지 걸리는 시간
2) 도표적 개념 : 시간-투과량 관계 그래프에서 정상상태를 나타내는 직선을 외삽해 시간축과 만나는 점
3) 약물방출 초기단계에는 시간축에 대해 아래로 볼록한 곡선을 나타내다가 후기단계에 직선을 이룸(그림 11-32)

4) 초기단계에는 비정상상태이기 때문이며 그 후 점차 확산속도가 일정하게 되어 정상상태에 도달

① 싱크조건일 때,

$$\frac{dM}{dt} = SDK\frac{C_d}{h}$$

$$M = \frac{SDKC_d}{h}(t - t_L)$$

- t_L값은 계산하여 얻은 확산계수 D값과 추정한 막두께 h값으로부터 계산 가능
- t_L값과 P값을 알면 막두께 h를 계산할 수 있음(식 11-24)

$$t_L = \frac{h^2}{6D}$$

4 막 제어 및 물확산층 제어

1) 막 제어 : 확산에 대한 막저항이 물확산층의 저항에 비해 훨씬 큰 경우. 막을 통한 확산과정이 속도결정단계(율속단계)
2) 물확산층 제어 : 확산에 대한 물확산층의 저항이 막의 저항에 비해 훨씬 큰 경우. 물확산층을 통한 확산과정이 속도결정단계(그림 11-9)

V. 약물의 확산을 측정하는 방법과 기구

1 확산 측정 기구

1) Side-by-side cell(그림 11-13, 11-14) 또는 vertical cell을 사용
   ① 공여체(donor compartment)와 수용체(receptor compartment)로 구성
   ② 합성막(고분자막) 또는 적출한 생체막을 사용
   ③ 응용 : 경피흡수 실험(동물이나 사람 피부 이용)

Ⅵ. 생물학적 시스템에서의 확산

1 생체 확산 종류

1) 위장관, 경피, 구강내, 질점막 흡수
2) pH 분배 가설
   ① 장관 내 약물의 흡수현상을 pH에 따라 설명
   ② 생체막은 대부분 지용성이므로 약물은 주로 비해리형인 분자상태로 생체막 장벽 투과
   ③ 약물이 위장관벽을 통하여 수동확산과정으로 흡수될 때 장관 내 pH에서 비해리형 약물의 분율에 따라 흡수 정도가 좌우됨
   ④ 위장관액에 대한 막의 약물분배계수가 해리형보다 비해리형 약물에서 크기 때문에, 장관에서 점막을 통과하여 전신 순환계로의 이동은 비해리형이 유리

Ⅶ. 기초적 약물 방출

1 0차 약물 방출

$$J = \frac{dM}{Sdt} = DK\frac{C_d - C_r}{h}$$

1) J (확산류, flux)는 실제로 농도기울기보다 열역학적 활성도 기울기에 비례
2) 약물의 열역학적 활성도는 과량의 고체상 약물을 가하여 제제 중 포화용액 상태가 유지되도록 하면 일정(a = 1)하게 만들 수 있음
3) 단위 활성도가 일정하게 유지되는 경우 약물방출속도가 일정하게 되며 제형의 기하학적 구조나 막투과도에 의해서 그 속도가 결정됨
4) 약물의 활성도가 일정하게 유지되면 '0차 방출(zero-order release)'을 따름(그림 11-31)
5) 0차 방출형 약물전달체는 제제 중 과량의 약물이 존재하여 포화용액 상태를 유지하도록 설계
6) 약물전달체에 과량의 약물이 고체상으로 존재하지 않으면 약물이 전달체로부터 소실됨에 따라 그 활성도가 감소되어 약물방출속도는 감소됨
7) 약물 농도가 감소함에 따라 방출속도도 변하는 과정은 '1차 방출속도'를 나타냄

❷ 고분자 매트릭스 중의 약물

1) Higuchi 식

$$Q = [D(2A - C_s)C_s t]^{1/2}$$

① 가정 : 정제 매트릭스에 의약품 분말이 균일하게 분산되어 있으며 약물은 고분자 매트릭스에서 용해되어 정제표면으로부터 확산이 이루어짐. 약물이 방출됨에 따라 확산거리가 늘어나게 됨

② 단위 면적당 확산된 약물의 양(Q)는 매트릭스 단위부피당 총 약물농도(A), 매트릭스에서 약물의 확산계수(D), 매트릭스에서 약물의 용해도(C_s)와 시간(t)의 제곱근에 비례함

❸ 과립상 매트릭스로부터의 방출

1) 공극률 및 곡로율 고려

2) Higuchi의 두번째 식

$$Q = \left[\frac{D\varepsilon}{\tau}(2A - \varepsilon C_s)C_s t\right]^{1/2}$$

① 가정 : 과립상 매트릭스로부터 고체 약물의 방출은 주위 용매의 침투, 약물의 용출 및 통로나 구멍을 통한 약물의 방출이 동시에 진행됨.

② **공극률**(porosity, ε) : 매트릭스 내 주위액체가 침투할 수 있는 구멍이나 통로의 부피분율

③ **곡로율**(tortuosity, τ) : 직선통로에 비하여 모세관이 가지치고 굽어진 정도

④ 매트릭스 내 존재하는 빈 구멍(ε)에 의해 확산계수 D와 약물의 겉보기용해도 C_s의 감소가 나타남

⑤ 곡로율(τ)의 증가는 확산거리를 증가시켜 일정시간 동안 방출되는 약물량을 감소시킴

12

생물약제학

학습목표

1. ADME, 생체이용률의 정의
2. 막수송체의 역할 및 약물수송체의 분류
3. 약물대사의 이해
4. 뇌장벽계, 위, 소장, 간, 신장과 ADME의 관계
5. 약물동태학의 이론 및 생체이용률

I. 기초

❶ 흡수, 분포, 대사, 배설

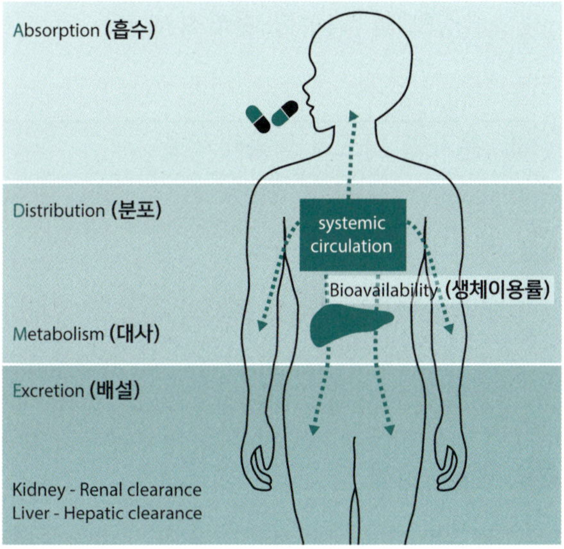

1) ADME : 흡수(absorption), 분포(distribution), 대사(metabolism), 배설(excretion)
   ① 흡수: 약물이 전신순환계로 유입되는 과정
   ② 분포: 약물이 전신순환계로부터 신체 조직으로 이행하는 과정
   ③ 대사: 체내에서의 약물의 화학적 변환
   ④ 배설: 약물이나 대사체가 더 이상의 화학적인 변환없이 체내로부터 제거되는 과정
2) 분배(Disposition): 분포와 소실
3) 소실(Elimination): 대사와 배설

❷ 용어

1) 생체이용률(Bioavailability): FDA에 따르면, 제제로부터 약물이 흡수되어, 작용부위에서 효과를 나타내게 되는 유효 성분의 흡수속도와 흡수량

2) 절대생체이용률(Absolute bioavailability): 투여된 약물용량 대비 전신 순환계에 흡수된 약물량의 분율율, 시험제제의 투여 시와 정맥 투여 시 얻어진혈중 약물농도 AUC의 비교를 통해 산출

$$F = \frac{AUC_{시험제제} \cdot Dose_{정맥투여}}{AUC_{정맥투여} \cdot Dose_{시험제제}}$$

3) 상대생체이용률(Relative bioavailability): 동일한 성분의 약물을 다른 제형 또는 서로 다른 투여경로로 투여 시 얻어진 AUC의 비교를 통해 산출

4) 막 투과도(Membrane permeability): 약물 분자가 막을 가로질러 이동하는 속도와 관련이 있으며, 흡수, 분포, 대사, 배설에 영향을 미침

5) 약물동태학(Pharmacokinetics): 약물의 흡수, 분포, 대사, 배설에 따른 체내 약물 농도와 시간의 관계

6) 약물동력학(Pharmacodynamics): 약물의 생화학적, 생리학적 효과와 체내 약물 농도의 관계

7) 유전형과 표현형(Genotype, Phenotype): 유기체에서 "내부적으로 암호화된 유전적 정보"와 "외형적, 물리적 발현"

II. 분자와 세포의 생물약제학

1 세포막(생체막)의 구조

1) 세포막은 친유성 분자의 수송을 매개하는 지질영역(약 5 nm의 두께의 지질이중층)과 특정 수송체의 기질인 분자의 수송을 매개하는 단백질 영역으로 구성

2) 막투과에서의 이온화의 역할 : pH분배가설로 설명

2 약물수송체

1) 약물수송체는 세포막을 통한 분자들의 움직임을 쉽게 하는 기능을 가진 막단백질 (예 : PepT1)

2) 약물 수송 기전

① 1차 능동수송 : ATP 에너지를 이용하여 농도구배에 역행하여 수송 (예 : P-glycoprotein)

② 2차 능동수송 : 기질과 더불어 H^+ 또는 Na^+ 과 같은 이온들의 공동수송을 포함(수송의 방향성에 따라서 공수송과 역수송으로 구별)

③ 촉진확산 : 에너지 비의존성 수송체 매개, 고농도에서 저농도로만 이동가능

3) ATP-binding cassette(ABC) 및 solute carrier family(SLC) 수송체

① ABC family : 기질을 세포밖으로 유출시킴으로써 약물이 세포 내로 유입되는 것을 방지하는 역할을 함, 추진력으로 ATP 가수분해를 이용
(예 : P-glycoprotein, BCRP, MRPs)

② SLC family: ATP-결합부위나 ATPase 영역이 없고, 기질을 다른 이온과 같은 방향(공수송) 또는 다른 방향(역수송)으로 수송함, 유기음이온 수송체(OATs), 유기양이 온 수송체(OCTs), 유기음이온 수송 폴리펩티드(OATPs) 등이 있음

③ 약물수송체의 발현은 보통 정측막(apical) 또는 측저막(basolateral) 영역과 같은 극성세포의 한 면에 제한됨(비대칭적)

4) 배출(efflux) 또는 유입(influx) 수송체

① 배출 수송체 : 세포에서 기질을 펌프로 퍼내는 수송체(P-gp, MRPs)

② 유입 수송체 : 기질을 세포로 유입시키는 수송체(PepT1, OCTs, OATs, OATPs)

5) 약물동태학적인 관점에서의 약물수송체 분류

① 흡수성 수송체 : 신체 외부로부터 전신순환계 또는 기관의 방향으로 기질을 이동시키는 수송체

② 분비 수송체 : 기관 바깥으로 또는 전신순환계로부터 담즙, 요, 장관강 내로 약물을 이동시키는 수송체

3 약물대사

1) 서론

① 약물 및 환경 독소 등을 포함한 생체 이물에 노출된 후, 약물소실촉진과 항상성을 유지하기 위해서 체내에서는 생체 이물의 생화학적 변환이 일어나며, 이 과정이 "약물 대사"임. 많은 약물의 대사는 제 1상반응, 제 2상반응 두 단계에서 발생함.

2) 제1상 반응(phase I metabolism)

① 새롭거나 수식된 관능기 또는 분열(산화, 환원, 가수분해)반응을 포함하는 비합성 반응

② CYP450 계열은 제1상 반응의 핵심 효소

3) 제2상 반응(phase II metabolism)

① 내인성 화합물(글루쿠론산, 황산, 글리신)과의 포합을 포함하는 합성 반응

② 제1상 반응에서 도입된 극성기가 포합반응의 부착위치로 사용됨

③ 포합반응은 대부분 친수성을 크게 증가시키며 약물배설을 촉진

4) 효소 유도와 효소 억제

① 효소 유도 : 효소활성자극은 환경 신호에 반응하는 것으로 대사속도를 증가

② 효소 억제 : 하나 또는 그 이상의 효소 활성을 잃어 약물대사를 억제

5) 초회통과효과(first-pass effect)

① 경구로 투여된 약물분자의 흡수과정 중 장 대사와 간 대사를 포함하는 개념

8) 추출률(ER, extraction ratio)

① 추출률은 위장관계 또는 간 등의 조직장기에서 약물의 소실을 직접 측정하기 위해 사용

$$ER = \frac{C_a - C_v}{C_a}$$

(C_a : 조직으로 들어가는 혈중약물농도, C_v : 조직에서 나오는 혈중약물농도)

② 경구투여 시 약물의 생체이용률과 위장관, 간 추출률의 관계는 다음의 식으로 표현

$$F = F_{ABS}(1\text{-}ER_{GI})(1\text{-}ER_H)$$

(F_{ABS} : 위장관 점막을 통해 문맥으로 흡수된 약물의 분율, ER_{GI} : 위장관에서의 추출률, ER_H : 간에서의 추출률)

7) 간 클리어런스

① 간 클리어런스는 간혈류(Q), 간고유클리어런스(CL_{int}), 단백의 비결합분율(f_u)에 의해 영향을 받음

$$CL_H = Q\,\frac{f_u \cdot CL'_{int}}{Q + f_u \cdot CL'_{int}}$$

III. 기관 단위 생물약제학

❶ 뇌장벽계

1) 뇌 모세혈관 내피세포에 의해 형성되는 혈액-뇌관문(BBB; blood brain barrier) : P-gp의 역할 중요
2) 혈액-뇌척수관문(BCSFB; blood cerebrospinal spinal fluid barrier) 또는 맥락총

❷ 위장관

1) 위는 약물과 영양분 흡수의 대부분이 일어나는 장으로 약물이 이행하는 속도를 조절하기 때문에 약물동태학에 상당한 영향을 미침
2) 약물의 투과도와 용해도가 낮지 않고 흡수를 제한하지 않는다면, 위배출 속도는 혈중농도-시간 관계에 영향을 미침
3) 섭취된 음식물의 부피와 성분이 위 배출 속도를 결정함

❸ 신장

1) 요의 생성 및 배설 경로

① 신장은 수용성물질을 체외로 수송하는 주요 배설기관

② 신장은 혈액여과를 통하여 다양한 약물과 대사체를 배설하고 혈액 내 다양한 분자의 농도 조절에 관여함

③ 혈장 단백질과 결합한 약물은 여과되지 않고 비결합 약물만이 여과됨

④ 사구체 여과된 후, 세뇨관에서 분비와 재흡수가 일어남

⑤ 신장의 기능을 평가하는 척도로 사용되는 물질 : creatinine, inulin, *p*-aminohippuric acid(PAH)

❹ 간

1) 초회통과 및 전신대사

① 경구로 투여되어 위장관에서 흡수된 약물은 1차적으로 간에서 초회통과에 의해 대사된 후 전신순환계로 이행하며, 전신순환계 중의 약물도 간으로 이행하여 대사됨

2) 담즙 배설 및 장간순환

① 담즙 분비에 영향을 미치는 요소들: 약물특성(화학구조, 극성, 분자크기), 유동 혈장막과 모세담관막을 통한 수송, 생체내 변환, 간세포내 모세담관에서의 재흡수가능성이 포함됨

② 담즙을 통해 배설된 약물포합체는 장내 효소 및 박테리아에 의해 분해되어 원래의 약물로 환원된 후 다시 장에서 흡수될 수 있음

IV. 약물동태학

❶ 컴파트먼트 모델과 K_a/K_{el}

1) 정맥 주사 후 1-컴파트먼트 모델을 따르는 약물 동태

① 1차 속도에 따른 소실

$$\frac{dX}{dt} = -k_{el}X$$

$$\log X = \log X_0 - \frac{k_{el}t}{2.303}$$

② 소실속도 정수(k_{el})와 전신클리어런스(CL_t)와 겉보기 분포용적(V_d)의 관계

$$k_{el} = \frac{CL_t}{V_d}$$

2) 경구 투여후 1-컴파트먼트 모델을 따르는 약물 동태

① 1차 속도과정에 의해 흡수

$$\frac{dX}{dt} = k_a X_a - k_{el} X$$

$$X = \frac{k_a F X_0}{V_d(k_a - k_{el})}(e^{-k_{el}t} - e^{-k_{el}t})$$

V. 생체이용률

1 낮은 생체이용률 원인

1) 광범위한 초회통과효과
2) P-gp 또는 MRP 등과 같은 수송체에 의한 약물의 장내분비
3) 장간순환
4) 물에 잘 녹지 않거나 느리게 흡수되는 약물
5) 장관에서의 불충분한 체류시간
6) 흡수와 경쟁하는 반응 : 복합체 형성, 위산 또는 소화효소에 의한 가수분해, 장관벽에서의 포합, 장내미생물에 의한 대사

13

약물 방출과 용출

학습목표

1. 용출 및 내부 용출 속도에 대한 정의 및 용출에 영향을 미치는 인자
2. Noyes-Whitney, Hixson-Crowell, Higuchi 모델
3. 싱크상태(sink condition)의 개념
4. 제형에 따른 약물 방출 모델의 이해

I. 약물 방출의 기초

1 용출(dissolution)

1) 고체상이 용액상으로 되는 과정
2) 약물이 용출될 때, 고체 입자들이 분리되고 액체 분자와 혼합되어 액체의 일부가 된 것처럼 보임
3) 약물 방출은 약물분자가 고체상에서 벗어나 액체상으로 들어가는 과정
4) 고형제제의 체내 흡수 과정 : 정제가 흡수되기 위해서는 위내에서 **붕해**(disintegration), **분산**(deaggregation) 및 **용출**(dissolution)의 과정을 거침(그림 13-1)

2 고체의 용출

1) 고체상 매트릭스로부터의 약물 용출과 같은 단순 모델을 이용한 용출속도에 대한 정량적 표현
2) Noyes-Whitney식

$$\frac{dM}{dt} = \frac{DS}{h}(C_s - C) \text{ 또는 } \frac{dC}{dt} = \frac{DS}{Vh}(C_s - C)$$

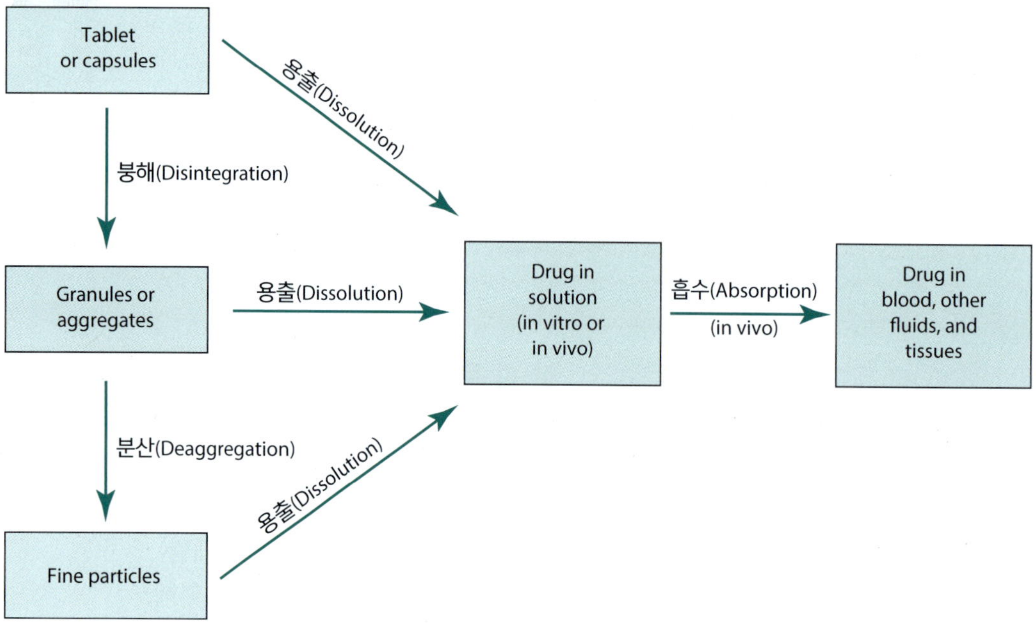

그림 13-1. 약물이 정제나 과립 매트릭스에 봉입된 상태에서 붕해, 분산 및 용출되는 과정 - 용해도가 낮은 약물은 용출과정이 흡수과정에서 속도결정단계임.

3) $C \ll C_s$ 이면 그 계는 싱크상태(sink condition)

$$\frac{dM}{dt} = \frac{DSC_s}{h} = KSC_s \quad (K = D/h)$$

위장관에 용해된 약물의 농도가 약물의 포화농도보다 20% 이하로 작아지면(이상적으로는 10%이하) 그 시스템은 싱크 상태로 볼 수 있음.

3 분말의 용출

1) **Hixson-Crowell의 입방근 법칙**(cube root law)

$$M_0^{1/3} - M^{1/3} = \kappa t$$

$$\kappa = \frac{M_0^{1/3}}{d} \frac{2kC_s}{\rho}$$

M_0 : 약물 입자의 초기 질량
κ : cube-root 용출률 상수
d : 입자의 지름

ρ : 입자의 밀도
k : D/h

II. 약물 방출(drug release)

❶ Higuchi 모델

1) 고분자 매트릭스(polymer matrix) 중의 약물 방출(서방출성)
2) 그림 13-4

$$Q = [D(2A - C_s)C_s t]^{1/2} \text{ (만약, A} \gg \text{C}_s\text{)}, \quad Q = (2ADC_s t)^{1/2}$$

Q : 방출된 약물의 양
A : 매트릭스 단위부피당 총 약물의 양
D : 매트릭스에 대한 약물의 확산계수
C_s : 매트릭스에 대한 약물의 용해도

❷ 과립상 매트릭스로부터의 약물방출

1) **공극률**(porosity)과 **곡로율**(tortuosity)을 고려해야 함
2) Higuchi의 두번째 식 : 매트릭스의 구멍용적(공극율, ε)과 약물방출에 기여하는 통로의 길이(곡로율, τ)도 포함시킨 확산식

$$Q = \left[\frac{D\varepsilon}{\tau}(2A - \varepsilon C_s)C_s t\right]^{1/2}$$

ε : 매트릭스의 공극률(무차원 량)
τ : 모세관계의 곡로율(무차원 량)

3) 과립상 매트릭스에는 용매가 침투할 수 있는 구멍이 있기 때문에 구멍으로부터 고형약물이 방출되는 과정은 다음 현상들이 동시에 진행됨
   ① 매트릭스 주위의 액체가 구멍을 통하여 매트릭스 내부로 침투
   ② 침투한 액체가 매트릭스에 섞여있는 약물을 용해
   ③ 용해된 약물이 모세관이나 구멍을 통하여 매트릭스로부터 방출
4) 공극률(porosity, ε) : 매트릭스 내의 구멍과 모세관의 부피분율
5) 곡로율(tortuosity, τ) : 모세관이 가지치고 굽어진 정도
   ① 최단거리(직선통로)에 비해 모세관이 가지치고 굽어져서 곡로율이 증가되면 시간이 지날수록 확산거리 증가 → 방출속도는 감소

② 직선통로는 곡로율이 1이며 동일한 크기의 구형 bead 내부에 형성되는 모세관의 곡로율은 2 또는 3

❸ 매트릭스와 국소적용 기제에 가용성인 약물

1) Higuchi 모델이 정제나 연고 기제에 대한 약물의 용해도가 큰 경우 잘 일치하지 않는 단점을 극복
2) Bottari등의 2차식은 균질한 고체나 반고체 기제로부터의 약물 방출에 적용 가능

$$Q^2 + 2DRA^*Q - 2DA^*C_s t = 0$$

$$A^* = A - \frac{1}{2}(C_s + C_v)$$

❹ Korsmeyer-Peppas 모델

1) 고분자 매트릭스 투여제형이 Fick의 법칙이 적용되지 않을 때 적용
2) 팽윤되는 고분자 시스템으로부터의 약물 방출이 대표적 예
3) 확산과 팽윤 효과를 포함한 혼합된 약물 방출 기전을 보이는 제제에 적용

$$f_t = \frac{M_t}{M_\infty} = kt^n$$

$\frac{M_t}{M_\infty}$: 약물의 방출 분율, f_t

k : 상수 (제형의 구조적 특성이 함유됨)
n : 방출 지수
t : 시간

❺ 막 투과 제어 (Membrane Permeation Control)

1) 서방성 혹은 방출제어성 제형인 캡슐형 제제
2) 캡슐형 제제의 약물 방출과정은 단계별 과정을 거침
   ① 캡슐벽 안쪽의 결정상 약물분자가 결정으로부터 유리
   ② 캡슐의 고분자 막쪽으로 녹아 들어가고 확산되어 액상의 확산층을 통과
   ③ 캡슐 주위의 매질로 빠져 나가는 과정을 거침
3) 농도 경사는 2곳에서 나타남
   ① 두께 h_m인 고분자 중합체막에서 $C_p - C_m$의 농도경사와 두께 h_a인 정지확산층에서 $C_s - C_b$의 농도 경사가 존재

$$Q = \frac{K_r D_a D_m}{K_r D_a h_m + D_m h_a} C_p t$$

C_p : 약물의 고분자막에 대한 용해도

C_m : 고분자막과 용액과의 경계면에서 약물농도(용액과 접한 고분자막에서의 약물농도)

C_s : 고분자막과 용액과의 경계면에서 용액 중 약물농도

C_b : 캡슐 주위 bulk 용액 중의 약물농도

Q : 캡슐 단위표면적당 방출된 약물의 양

K_r : 분배계수(C_s/C_p)

② **막제어** 확산인 경우(속도결정단계 : 캡슐막 확산)

$$Q = \frac{D_m}{h_m} C_p t$$

$(\because K_r D_a h_m \quad D_m h_a)$

③ **확산층 제어**인 경우(속도결정단계 : 확산층 확산)

$$Q = \frac{D_a}{h_a} C_s t = \frac{K_r D_a}{h_a} C_p t$$

$(\because D_m h_a \gg K_r D_a h_m, C_s = K_r C_p)$

14

화학 반응 속도론 및 안정성

학습목표

1. 0차, 1차, 및 2차 반응의 이해 및 의약품의 반감기, 유효기간 계산
2. 복합반응 및 Michaelis-Menten 반응속도식
3. 반응속도에 미치는 온도, 용매, 이온강도, 유전상수의 영향
4. pH와 반응속도의 관계
5. 의약품의 안정성에 영향을 미치는 인자 및 안정성 시험 방법

I. 반응속도론 기초 및 농도의 영향

1 반응속도, 반응차수, 반응의 분자도

$$aA + bB \xrightarrow{k} cC + dD$$

1) 질량작용의 법칙(law of mass action)

① 화학반응속도 : $-\frac{1}{a}\frac{d[A]}{dt} = -\frac{1}{b}\frac{d[B]}{dt} = k[A]^a[B]^b$, 반응물의 소실속도 또는 생성물의 생성속도

② k : **반응속도상수**(rate constant)

③ **반응차수**(order of reaction) = a + b

④ **겉보기**(apparent-order) 또는 **유사-차수**(pseudo-order) : 반응물 중 하나가 과량으로 존재하여 반응이 진행되어도 농도 변화가 미미하여 농도가 일정하다고 볼 수 있는 경우, 반응 속도는 이 과량의 반응물을 제외한 반응물의 농도에 의해서 결정됨. 이때의 반응 차수를 유사 차수라고 함

2) 분자도(molecularity)

① 단일단계반응에 참여하는 분자, 원자, 또는 이온의 개수

② 단일단계반응의 차수와 동일

③ 반응물의 개수에 따라 단일분자, 이분자과정으로 구분

④ 복합반응과정(complex reaction) : 두 과정 이상에 의해서 진행되는 반응

2 속도상수, 반감기, 유효기간, 겉보기 또는 유사반응차수

1) 비반응속도상수(k) : 단일단계반응에 관계되는 반응속도법칙에 나타나는 상수

① 복합반응과정의 경우 반응속도상수는 단계별 비반응속도상수의 함수임

2) half-life(**반감기**) : 반응물의 50%가 없어지는데 걸리는 시간($t_{1/2}$)

3) Shelf-life(**유효기간**, expiry date) : 해당의약품의 함량기준이 90%~120%일 경우, 반응물의 10%가 없어지는데 걸리는 시간(즉, 반응물의 90%가 남아있는 기간, t_{90})

4) 반응차수별 반응속도와 반감기

	k(단위)	속도식	$t_{1/2}$
0차	$(mole{\cdot}L^{-1}){\cdot}s^{-1}$	$-\frac{dA}{dt}=k \rightarrow \frac{dx}{dt}=k \rightarrow x=kt$	$\frac{a}{2k}$
1차	$(mole{\cdot}L^{-1})^{0}{\cdot}s^{-1}=s^{-1}$	$-\frac{dA}{dt}=k[A] \rightarrow \frac{dx}{dt}=k(a-x) \rightarrow \ln\frac{a}{a-x}=kt$	$\frac{0.693}{k}$
2차	$(mole{\cdot}L^{-1})^{-1}{\cdot}s^{-1}$ $=(mole^{-1}{\cdot}L){\cdot}s^{-1}$	$-\frac{dA}{dt}=k[A][B] \rightarrow \frac{dx}{dt}=k(a-x)(b-x)$ $\rightarrow a=b, \frac{1}{(a-x)}-\frac{1}{a}=kt$ $a \neq b, \frac{1}{(b-a)}\ln\frac{a(b-x)}{b(a-x)}=kt$	$\frac{1}{ak}$
3차	$(mole{\cdot}L^{-1})^{-2}{\cdot}s^{-1}$ $=(mole^{-2}{\cdot}L^{2}){\cdot}s^{-1}$	$-\frac{dA}{dt}=k[A][B][C]$ $\rightarrow \frac{dx}{dt}=k(a-x)(b-x)(c-x)$ $\rightarrow a=b=c, \frac{1}{2}(\frac{1}{(a-x)^2}-\frac{1}{a^2})=kt$	$\frac{3}{2}\frac{1}{a^2k}$
n차	$(mole{\cdot}L^{-1})^{-(n-1)}{\cdot}s^{-1}$ $=(mole^{-(n-1)}{\cdot}L^{(n-1)}){\cdot}s^{-1}$		$\propto\frac{1}{a^{n-1}}$

5) **반응차수의 결정**

① 대입법 : 어떤 속도방정식에 실험값을 대입하여 구한 여러 k값들이 오차 범위 내에서 일정한 값으로 나타난다면 그 식에 해당하는 차수가 반응 차수임

② 그래프법 : 아래와 같이 시간 t와 반응물의 농도[$(a-x), \ln(a-x), 1/(a-x), 1/(a-x)^2$; a는 반응물의 초기 농도, x는 생성물의 농도]와의 관계를 그래프로 그려서 결정

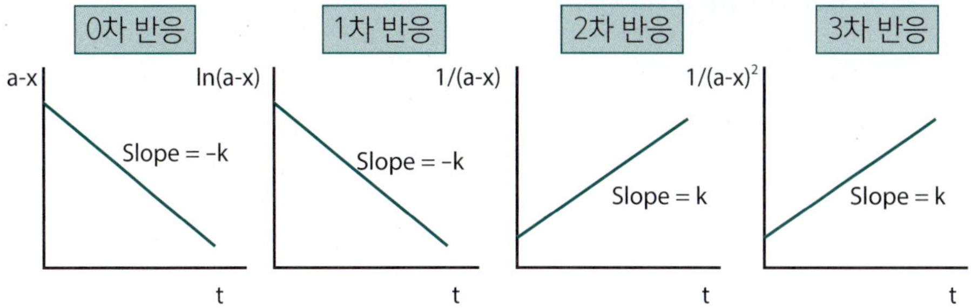

③ 반감기법 : n차 반응의 반감기가 $\frac{1}{a^{n-1}}$에 비례함을 이용함. 두 가지의 서로 다른 초기 농도에서의 반감기를 측정하여 다음의 식에 대입하여 결정

$$n = \frac{\log(t_{1/2(1)} / t_{1/2(2)})}{\log(a_2 / a_1)} + 1$$

6) 현탁제와 겉보기 0차 반응

현탁액에서 약물의 분해는 용액 중 약물이 1차속도로 분해되어도 현탁된 입자로부터 약물이 유리되어 포화용액의 농도를 유지하게 되어 0차반응 (분해속도 = k x [약물의 용해도], 여기서 k는 용액 중 약물의 1차 분해반응속도상수)처럼 관찰된다. 이를 겉보기(유사) 0차 반응이라고 한다.

7) 복합반응

① 가역반응

$$A \underset{k_r}{\overset{k_f}{\rightleftharpoons}} B \Rightarrow -\frac{dA}{dt} = k_f A - k_r B \xrightarrow{A_0 - A = B} \ln\frac{A_0 - A_{eq}}{A - A_{eq}} = (k_f + k_r)t$$

$$K = \frac{k_f}{k_r} = \frac{B_{eq}}{A_{eq}}$$

$$A_{eq} = \frac{k_r}{k_f + k_r} A_0$$

② 평행 또는 부반응

$$A \overset{k_1}{\rightarrow} B \Rightarrow -\frac{dA}{dt} = k_1 A + k_2 A = kA \rightarrow A = A_0 e^{-kt}$$

$$\overset{k_2}{\rightarrow} C \qquad \frac{dB}{dt} = k_1 A = k_1 A_0 e^{-kt} \rightarrow B = \frac{k_1}{k} A_0(1 - e^{-kt})$$

$$\frac{dC}{dt} = k_2 A = k_2 A_0 e^{-kt} \rightarrow C = \frac{k_2}{k} A_0(1 - e^{-kt})$$

③ 연속 또는 계열반응

$$A \xrightarrow{k_1} B \xrightarrow{k_2} C \Rightarrow -\frac{dA}{dt} = k_1 A \rightarrow A = A_0 e^{-k_1 t}$$

$$\frac{dB}{dt} = k_1 A - k_2 B \xrightarrow{A = A_0 e^{-k_1 t}} B = \frac{A_0 k_1}{k_2 - k_1}(e^{-k_1 t} - e^{-k_2 t})$$

$$\frac{dC}{dt} = k_2 B \xrightarrow{C = A_0 - A - B} C = A_0\left[1 + \frac{1}{k_1 - k_2}(k_2 e^{-k_1 t} - k_1 e^{-k_2 t})\right]$$

8) 정류상태근사법 : 정확한 반응속도법칙을 얻을 수 없는 경우 근사적으로 구하는 방법

① Michaelis-Menten equation : 기질 S와 효소 E가 작용하여 생산물 P를 형성하는 반응

$$E + S \underset{k_2}{\overset{k_1}{\rightleftharpoons}} (E \cdot S) \xrightarrow{k_3} P \Rightarrow \frac{dP}{dt} = k_3 (E \cdot S) = \frac{k_3 S E_0}{K_m + S}$$

- steady-state approximation

$$\frac{d(E \cdot S)_{ss}}{dt} = k_1 (E)(S) - (k_2 + k_3)(E \cdot S)_{ss} = 0$$

$$E_0 = E + (E \cdot S)_{ss}$$

$$K_m = \frac{k_2 + k_3}{k_1}$$

$$(E \cdot S)_{ss} = \frac{k_1 S E_0}{(k_2 + k_3) + k_1 S} = \frac{S E_0}{K_m + S}$$

- Michaelis-Menten 상수(K_m) : 효소-기질복합체를 형성하려는 경향에 비해 원래 물질로 되돌아가거나 생성물로 되려는 경향을 나타냄
- 기질 농도가 매우 높을 때 생성물의 생성최대속도(V_m)는 아래와 같고, Michaelis-Menten식을 얻을 수 있음

$$E_0 \approx (E \cdot S)_{ss}, \frac{dP}{dt} = V_m$$

$$V_m = k_3 E_0 \quad V = V_m \frac{S}{K_m + S}$$

- Lineweaver-Burk식 : Michaelis-Menten 식의 양변을 역수를 취해 아래 식과 같이 정리하면 x축을 1/S y축을 1/V로 그래프를 그려 직선을 얻을 수 있음. 직선의 기울기와 y 절편을 통해 K_m, V_m 값을 산출할 수 있음(그림 14-5)

$$\frac{1}{V} = \frac{1}{V_m} + \frac{K_m}{V_m}\frac{1}{S}$$

9) **속도결정단계** : 반응순서에서 가장 느린 단계로 전체 반응속도를 결정

II. 온도의 영향

❶ 충돌이론

1) 온도 증가 시 단위시간당 분자 충돌수가 증가하여 반응속도 증가
2) Arrhenius식(온도와 반응속도의 관계를 정의함)

$$k = Ae^{-E_a/RT} \rightarrow \log k = \log A - \frac{E_a}{2.303}\frac{1}{RT}$$

❷ Q_{10} 계산

1) Q_{10} : 온도 10℃상승에 따른 의약품의 안정성에 대한 영향을 평가

$$Q_{10} = \frac{k_{(T+10)}}{k_T}, \quad Q_{10} = \exp\left[-\frac{E_a}{R}\left(\frac{1}{T+10} - \frac{1}{T}\right)\right]$$

2) $Q_{\Delta T}$: 임의의 온도 변화에 따른 의약품의 안정성에 대한 영향을 평가

$$Q_{\Delta T} = \frac{k_{(T+\Delta T)}}{k_T} = Q_{10}^{(\Delta T/10)}$$

3) 흔히 약품이 저장되는 온도 범위에서 온도가 10°C 증가되었을 때 대부분의 약물의 분해속도는 2~4배, 평균적으로 3배 정도 증가한다.

III. 다른 요인들 : 분자 수준에서의 고려

❶ 용매의 영향

1) 비전해질 반응 : 용매와 용질의 상대적인 내부 압력이나 용해도 파라미터에 의해 영향 받음
   ① 극성 또는 내부압력이 높은 용매 : 반응물보다 내부 압력이 높은 생성물의 생성을 가속화
   ② 극성 또는 내부압력이 낮은 용매 : 반응물보다 내부 압력이 낮은 생성물의 생성을 가속화
2) 이온성 반응 : 용매의 이온강도와 유전상수에 의해 영향 받음

2 이온강도의 영향

1) 이온 간의 반응에서 서로 반대전하를 띄면, 용액 내 이온강도가 클수록 반응속도가 감소하고, 서로 같은 전하를 띄는 반응물이 반응할 때는 이온강도가 클수록 반응속도가 증가함(식 14-113)

3 유전상수의 영향

1) 반대 전하를 가진 이온 간의 반응 : 용매의 유전상수 증가에 따라서 반응속도가 감소
2) 동일 전하를 가진 이온 간의 반응 : 용매의 유전상수 증가에 따라서 반응속도가 증가
3) 이온과 중성분자 간의 반응 : 용매의 유전상수 감소에 따라 반응속도 증가
4) 이온강도의 효과가 미미한 희박한 용액에서 주로 영향을 미침

4 촉매 작용

1) 촉매
   ① 자신은 화학적으로 변화하지 않으나 반응속도에 영향을 주는 물질
   ② 정반응과 역반응의 속도를 동일하게 증가시킴 → 평형상수와 반응의 전체 free energy 변화에 영향을 주지 않음
   ③ 기질과 결합하여 중간체 형성 → 촉매는 분리되고, 생성물을 생성함
   ④ 반응 과정의 메카니즘을 변화시켜, 활성화에너지를 감소시킴으로써 반응속도를 증가시킴
2) **특정 산-염기 촉매작용**(그림 14-8)
   ① 가수분해에 수소이온 또는 수산이온 농도가 영향을 주는 경우

$$\frac{dP}{dt} = (k_0 + k_1[H^+] + k_2[OH^-])[S] = k_{obs}[S]$$

$$k_{obs} = k_0 + k_1[H^+] + k_2[OH^-]$$

   ② pH가 낮을 경우 : 특정 수소이온 촉매작용

$$k_{obs} = k_1[H^+] \rightarrow \log(k_{obs}) = -pH + \log k_1 : slope\ of\ pH\ vs\ \log(k_{obs}) = -1$$

   ③ pH가 높은 경우 : 특정 수산이온 촉매작용

$$k_{obs} = k_2[OH^-] \rightarrow \log(k_{obs}) = pH + \log(k_2 k_w) : slope\ of\ pH\ vs\ \log(k_{obs}) = +1$$

④ $[H^+]$ 또는 $[OH^-]$가 낮은 경우 : k_0만 중요, 용매촉매작용, pH에 의존하지 않음
⑤ 약산성 : 용매와 특정 수소이온 촉매작용 동시에 작동
⑥ 약알카리성 : 용매와 특정 수산이온 촉매작용 동시에 작동

3) **일반 산-염기 촉매작용**
⑦ pH효과 외에 완충용액의 성분 중 하나 또는 그 이상의 물질에 의해서 촉매작용이 일어나는 경우
⑧ 속도-pH관계는 특정 산-염기촉매작용을 근거로 하여 예측할 수 있는 행동으로부터 편차를 나타냄

IV. 의약품의 안정성

1 의약품의 분해와 안정화

1) 가수분해에 대한 방어
① 용액의 pH : 그 화합물의 반응속도상수가 실험적으로 가장 낮아 보이는 값으로 조정
② 일반적인 산-염기촉매작용을 받기 쉽다면 pH를 조절하는데 사용되는 완충용액을 주의해서 선택
③ 착물화로 약물의 안정화
④ 용해도를 억제시켜서 용액 중의 약물의 농도 감소
⑤ 약물을 건조형으로 저장

2) 산화에 대한 방어
① 유지의 산화방지 : 용기 중의 공기를 불활성 가스(질소가스)로 변경
② 산화방지제 사용

2 광분해

1) 빛에너지에 의해서 반응에 필요한 활성에너지 제공

3 가속안정성시험(accelerated stability)

1) 높은 온도에서 약물의 화학적 분해속도는 증가함. 높은 온도에서의 반응속도를 측정하고 이 결과를 가속화되지 않은 조건에서 더 긴 장기간에 걸쳐 일어나는 화학적 효과를 평가하기 위해서 사용하는 것
2) 온도와 반응속도의 상관관계를 기술한 Arrhenius식을 이용함

④ 가혹시험(stress testing)

1) 약물의 본질적인 안정성을 조사하는 시험으로서 보통 가속시험에서 사용되는 조건보다 더 가혹한 조건(가속시험에서 사용되는 온도보다 높은 온도 및 습도(75% 상대습도 또는 그 이상))에서 실시

⑤ 분율생존기간(fractional life-period)

1) 온도의 역수에 대하여 의약품의 일정분율(예:90%)이 안정형으로 존재할 수 있는 기간을 도표로 표현하는 방법
2) 유효기간과 파기날짜 평가에 이용됨

15

계면현상

학습목표

1. 표면장력과 계면장력의 개념 및 측정 방법
2. 액체와 고체 표면에서의 흡착기전
3. 계면활성제와 HLB의 정의 및 응용
4. 단분자층의 구별과 각각의 특징
5. 계면의 전기적인 성질과 전해질의 효과

I. 계면과학

1 계면(interface)

1) 두 개 이상의 상이 공존할 때 이들 두 개의 상 사이의 경계면
2) 편의상 액체계면과 고체계면으로 분류

2 표면(surface)

1) 보통 기체-고체 또는 기체-액체 간의 계면을 의미

3 약학 분야에서의 계면현상

1) 약물(액상 및 고상)의 고체 첨가제로의 흡착
2) 유제(emulsion) : 형성 및 안정성, 약효
3) 현탁제 : 액체 분산매 중에서 불용성 입자의 분산
4) 생체막을 통한 분자의 투과 : 약물투과를 위해 계면장력을 낮춰줌

II. 액체계면

1 표면장력과 계면장력

1) **표면장력**(surface tension)

① 세 변을 가진 틀 위에 움직일 수 있는 막대가 가로질러 놓여져 있는 구조물을 사용하여 단위길이에 대한 힘으로 표시(그림 15-3)

$$\gamma = \frac{f_b}{2L}$$ (단위 : dyne/cm 및 N/m)

γ : 표면장력
f_b : 막을 파괴하는 데 드는 힘
L : 움직일 수 있는 막대기의 길이

2) **계면장력**(interfacial tension)

① 섞일 수 없는 두 액체상 사이에 존재하는 단위 길이당 작용하는 안쪽으로 당기고 있는 힘의 크기(단위 : dyne/cm)

② 계면장력은 표면장력보다 작음(계면을 형성하는 두 액체 사이의 부착력은 액체와 기체가 동시에 존재할 때보다 더 크기 때문)

③ 두 액체가 완전히 섞인다면 두 액체 사이에서는 계면장력은 존재하지 않음

2 표면 자유 에너지

1) **표면 자유 에너지** : 액체의 표면이 증가한다면 액체의 에너지도 증가하는데 이 에너지의 크기는 표면의 크기에 비례하기 때문에 이를 표면자유에너지라고 한다.

2) 표면 장력 : 단위면적 증가 당 표면자유에너지 변화

- 표면장력 : 강도인자
- 면적변화 : 용량인자

$$W = \gamma \Delta A$$

$$\gamma = \left(\frac{dG}{dA}\right)_{T,P}$$

W : 수행된 일 또는 표면자유에너지의 증가
ΔA : 면적증가(cm^2)
dG : Gibbs 자유에너지의 증가

❸ 곡계면에서의 압력차

1) 반지름이 r인 비누방울이 수축되어 반지름이 dr만큼 작아졌다고 가정하여 최종 표면자유에너지 변화와 비누방울의 벽 사이에 작용하는 압력차 비교(그림 15-4)

$$\Delta P = \frac{2\gamma}{r}$$

ΔP : 비누방울 벽 사이에 작용하는 압력차
γ : 표면장력
r : 비누방울의 반지름

❹ 표면장력 및 계면장력의 측정

1) **모세관 상승법**

① 액체 분자와 모세관벽 사이의 부착력이 액체 분자 사이의 응집력보다 크기 때문에 액체가 모세관으로 퍼지면서 모세관을 따라 위로 상승(그림 15-5)

$$\gamma = \frac{1}{2} rh\rho g$$

r : 모세관 반지름
h : 표면장력에 의한 모세관 상승 높이
ρ : 액체의 밀도
g : 중력가속도

2) DuNoüy 장력측정계 : 액체표면이나 계면에 잠긴 백금-이리듐 링을 분리시키는데 필요한 힘이 표면장력 또는 계면장력에 비례하는 것을 이용

❺ 퍼짐계수

1) **부착일**(work of adhesion, W_a) : 서로 다른 분자간의 인력을 깨뜨리는데 필요한 에너지

$W_a = \gamma_L + \gamma_S - \gamma_{LS}$ (클수록 분자간 부착이 잘됨)

γ_L : 퍼지는 액체의 표면장력
γ_S : 기층액체의 표면장력
γ_{LS} : 두 액체 사이의 계면장력

2) **응집일**(work of cohesion, W_c) : 같은 분자간의 인력을 깨뜨리는데 필요한 에너지

$W_c = 2\gamma_L$ (클수록 분자간 응집이 잘됨)

3) **퍼짐계수**(S, spreading coefficient) = 부착일 − 응집일 (S > 0 : 퍼짐)

$$S = W_a - W_c = (\gamma_L + \gamma_S - \gamma_{LS}) - 2\gamma_L = \gamma_S - (\gamma_L + \gamma_{LS})$$

III. 액체계면에서의 흡착

1 흡착

1) 정흡착(positive adsorption) : 액체 중에 분산되어 있는 분자나 이온들이 자발적으로 계면으로 이동 및 분산되어 계면에서의 농도가 액체 내부의 농도보다도 높은 현상
2) 부흡착(negative adsorption) : 액체 계면에서 내부 쪽으로 분배되는 현상 (예 : 무기전해질)

2 계면활성제(surface active agents, surfactants)

1) 계면장력을 낮추는 역할
2) 계면활성제는 양친매성으로 인해 액체-기체 혹은 액체-액체 계면에 흡착
3) 양친매성 물질: 극성이나 비극성 용매에 일정한 친화력을 가짐

3 HLB(Hydrophilic-Lipophilic Balance, 친수-친유 평형비)

1) 계면활성제의 친수성-친유성의 척도로 사용할 수 있도록 고안된 임의의 값
2) HLB값이 낮을수록 친유성이 크고 높을수록 친수성이 큼
3) HLB값에 따른 기능 분류(그림 15-11)
4) **필요 친수-친유 평형비 (Required Hydrophlic-Lipophilic Balance, RHLB)** : O/W 에멀션 혹은 W/O 에멀션을 생성하기 위해서 요구되는 특정 HLB값
5) HLB값이 다른 두 종류의 계면활성제를 활용하여 원하는 HLB값을 얻을 수 있음

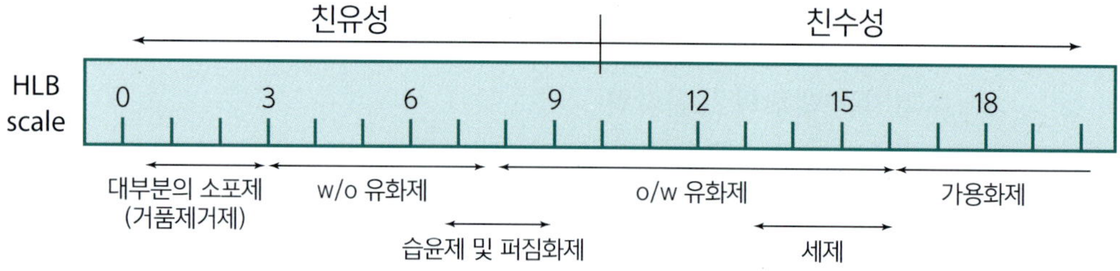

그림 15-11. 친수성-친유성 평형값(HLB)에 따른 계면활성제의 기능 범위 (o/w = 수중유형, w/o = 유중수형).

4 액체표면에서의 단분자층

1) 흡착성 물질의 구분 : 가용성 단분자층 및 불용성 막(액체상에서 흡착성 물질의 용해도에 의한 구분)
2) 액체계면에서의 흡착과 관련된 인자
   ① 표면장력(γ)
   ② 액체의 단위표면적당에 과량으로 존재하는 양성친화물질의 표면과잉 또는 표면농도(Γ)
   ③ 액체 내부에 존재하는 양성친화제의 농도(c)

5 가용성 단분자층과 Gibbs의 흡착 방정식

1) 양성친화제를 액체에 추가하면 이들 분자나 이온이 단분자층으로 흡착되어 표면장력이 감소
2) Gibbs의 흡착 방정식

$$\Gamma = -\frac{c}{RT}\frac{d\gamma}{dc} = -\frac{1}{RT}\frac{d\gamma}{d(\ln c)}$$

Γ : 표면농도 또는 표면과잉(액체 전반에 존재하는 농도를 초과하여 단위표면적당의 과량의 양친매성 물질의 양)
c : 액체 전반에 존재하는 양친매성 물질의 농도
R : 기체상수
T : 절대온도
$d\gamma/dc$: 농도 변화에 따른 용액의 표면장력의 변화

6 불용성 단분자층과 막평형

1) 난용성 기름 소량을 물 표면에 떨어뜨리면 단분자 두께(단분자막)로 층이 확산되어 퍼짐
2) 막의 면적과 확산된 액체의 용적을 알 경우 막의 두께 계산 가능
3) 확산된 기름의 분자량과 밀도를 알면 분자의 단면적 계산 가능

IV. 고체 계면의 흡착

1 고체-기체 계면

1) 고체 계면에서 기체흡착의 응용 : 실내 냄새의 제거, 음식물 냄새의 제거, 가스마스

크의 기능, 분체학에서 분말입자의 크기 측정

2) 고체표면에서 기체 흡착 정도 : 흡착제(adsorbent)와 흡착질(adsorbate)의 화학적 성질, 흡착제의 표면적, 온도, 흡착된 기체의 분압에 따라 결정
3) 물리적 흡착(physical adsorption) : van der Waals 력에 기인, 가역적
4) 탈착(desorption) : 흡착된 흡착질이 다시 흡착제로부터 제거되는 현상, 물리적으로 흡착된 기체는 온도를 높이고 압력을 줄이면 고체로부터 탈착됨
5) 화학적 흡착(chemisorption) : 비가역적
6) Freundlich 흡착등온식

$$\log\frac{x}{m} = \log k + \frac{1}{n}\log p$$

m : 흡착제의 질량
x : 흡착된 기체(흡착질)의 양
k, n : 실험결과로부터 계산되는 상수
p : 등온에서 흡착질의 압력

7) Langmuir 등온흡착식(Langmuir isotherm, 제 I형 등온식) : 기체의 분자 또는 원자가 고체의 활성표면의 중심에 흡착되어 단분자 두께의 층(단분자층)을 형성한다는 가설에 기초

$$\frac{p}{y} = \frac{1}{by_{\mathrm{m}}} + \frac{p}{y_{\mathrm{m}}}$$

y : 등온에서 압력이 p일 때 흡착제 1 g당 흡착된 기체의 양(흡착제 단위 질량당 흡착된 흡착질의 양)
y_m : 기체가 완전히 단분자층으로 흡착되었을 때 1 g의 흡착제가 흡착한 기체의 중량
b : 비례상수(BET 식에서 첫 번째 층에서 기체의 흡착렬과 다음 층에서 응축될 때의 잠열간의 차이를 나타냄)

8) BET식(제II형 등온식) : S자 모양을 나타내며 다분자층에 적용함. 이 경우는 기체가 비다공성 고체면에 단분자층을 형성하고, 이어서 다분자층을 이루는 물리적 흡착이 일어날 때 생기는 형태임
9) 다양한 등온 흡착곡선 이해(그림 15-20)

2 고체-액체 계면

1) Langmuir 식에서 고체-기체 계의 증기압 대신에 용질의 농도로 대체

2) 고체-액체 계면의 예 : 용액 중에서 활성탄 또는 알루미나와 같은 고체상에 염료, 알칼로이드, 지방산 또는 모든 유기산이나 염기 등과 같은 약물이 흡착이 되는 경우

3) 고체 계면에서 액체흡착의 응용 : 용액의 탈색, 흡착 크로마토그래피, 청정제 및 침윤제 등

3 활성탄

1) 활성탄 흡착의 응용 : sulfonylureas, acetaminophen, phenobarbital 등의 해독제

2) 흡착 크로마토그래피(adsorption chromatography) : 정지상으로 작용하는 흡착제 컬럼(알루미나, 산화마그네슘, 활성탄 등)에 용질 혼합물을 통과시켜 각 용질이 흡착정도에 따라 분리되는 것을 이용

4 습윤(wetting)

(Young의 식)

$$\gamma_S = \gamma_{SL} + \gamma_L cos\theta$$

$$S = \gamma_L(cos\theta - 1)$$

$$W_a = W_{SL} = \gamma_L(1 + cos\theta)$$

θ : 표면과 습윤액체 간의 접촉각

1) 고체 표면에 계면활성제의 흡착 : 습윤(wetting) 또는 세정(detergency) 현상을 나타냄

2) **습윤제**(wetting agent) : 표면과 습윤 액체간의 접촉각을 낮추어 주며 고체 표면에서 기체상을 쫓아버리고 액체상으로 바꾸는 작용을 함

3) 접촉각(contact angle, 액체 방울과 확산되는 표면 사이 각도) : 완전히 습윤된 상태는 0°, 습윤이 극히 불량한 상태는 180°(그림 15-24)

4) 임계표면장력 : 접촉각이 0°인 경우 cosθ는 1이 되는데 이때의 표면장력을 임계표면장력이라 함

5) 낮은 접촉각을 갖게 하는 효과적인 습윤제의 HLB값 = 6-9

6) 약학 분야에서 습윤현상의 응용
 ① 황, 활성탄 또는 다른 분말성 약품을 물에 분산
 ② 약물이 잘 흡수될 수 있도록 반창고나 탈지면의 공기 제거
 ③ 세정제로서 상처의 먼지나 때를 씻어 주는 일
 ④ 의약용 로션이나 스프레이 등을 피부나 점막 표면에 적용

V. 계면활성제의 응용

1 계면활성제의 응용

1) 발포제(foaming agent) 및 소포제(antifoaming agent)
2) 폐 계면활성제
   ① 공기와 접촉해 있는 폐포의 표면을 덮는 계면활성제
   ② 공기와 폐포 계면의 계면장력을 감소시켜 0에 가깝게 함 : 호흡을 가능하게 하고 폐부종 방지
   ③ 주성분 : phosphatidylcholine
3) 유화제, 세제, 습윤제, 용해제, 항균제, 보호제, 약물의 흡수 보조제로 응용

VI. 계면의 전기적 성질

1 액체에 분산된 중성 입자의 대전 방식

1) 용액 중에 존재하는 이온성 종(ionic species)의 선택적 흡착 : 용액 속에 가한 이온 또는 순수한 물일 경우에 hydronium ion(H_3O^+), hydroxide ion(OH^-)
   ① 물속에 분산된 대부분의 입자들은 hydroxide ion의 흡착에 인하여 음전하를 가짐
2) 입자의 표면에 존재하는 -COOH와 같은 이온화기로 인한 입자의 하전

2 전기이중층

1) 조성이 서로 다른 두 상의 접촉계면에서 계면의 한 쪽에는 여분의 정전하가, 다른 쪽에는 여분의 부전하가 연속적으로 분포하여 전체적으로 전기적 중성의 조건을 만족하도록 하는 경계층

3 네른스트 및 제타퍼텐셜(Nernst and zeta potential)

1) 그림 15-28
2) **전기열역학적(네른스트) 퍼텐셜**[electrothermodynamic (Nernst) potential] : 용액의 전기적 중성영역과 실제 표면 간의 퍼텐셜의 차이(aa′고체표면의 퍼텐셜)
3) **제타퍼텐셜**[electrokinetic (zeta) potential, ζ potential] : 전단면 bb′에 존재하는 퍼텐셜
4) 전단면(shear plane)은 aa′(고체의 실제표면)이 아닌 bb′면이 됨

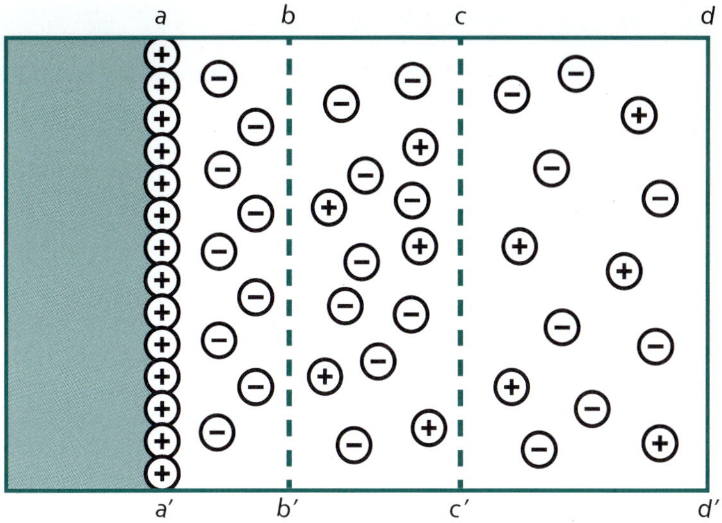

그림 15-28. 두개의 상 사이에 있는 전기적 이중층의 이온 분포, 전체시스템은 전기적으로 중성이다.

5) 전해질의 농도가 증가하는 경우(반대이온에 의한 가림효과 증가)나 혹은 반대 이온의 원자가수가 증가할 때 제타 퍼텐셜은 감소함
6) 제타퍼텐셜은 실제로 분산입자를 함유한 분산계의 안정성에 영향
   ① 네른스트퍼텐셜 보다도 제타퍼텐셜이 인접한 분산입자 간에 일어나는 반발력을 결정
   ② 제타퍼텐셜이 감소하면 상호인력은 반발력보다 커져서 입자의 응결(flocculation)이 일어남

16

유동학

학습목표

1. 뉴턴물질과 비뉴턴물질의 흐름 특성 및 레오그램
2. 점도계의 종류
3. 약학에서 유동학의 응용

I. 유동학

❶ 유동학

1) 액체의 흐름(flow)과 고체의 변형(deformation)을 설명하는 학문
2) 뉴턴계(Newtonian system)와 비뉴턴계(non-Newtonian system)로 구분
3) **점도**(viscosity) : 흐름에 대한 유체의 저항
4) 유동학의 활용
   ① 페인트, 잉크, 반죽 덩어리, 도로 건설자재, 화장품, 유제품 및 기타 물질들의 연구
   ② 액체, 용액, 묽은 콜로이드계 및 농후한 콜로이드계 연구
   ③ 약학적 활용 : 의약품의 제제화와 분석
   - 유제(emulsion), 페이스트제(paste), 좌제(suppository), 정제 코팅 등의 생산에 활용
   - 점조도(consistency), 매끄러움(smoothness) : 의료용 및 화장품용 크림, 페이스트 및 로션의 제조시 고려
   - 물질의 혼합과 흐름, 용기 안으로의 충진 및 용기에서 내용물을 꺼내는 과정과 관련
   - 복약순응도, 물리적인 안정성, 생물학적 효과에 영향
   - 의약품 제조에 사용되는 공정 장비 선택시 영향

II. 뉴턴계

1 뉴턴의 흐름법칙

1) 전단속도(G, $\frac{dv}{dr}$)가 전단응력(F, $\frac{F'}{A}$)에 비례, 비례계수는 점성도계수(점도, η)

$$\boldsymbol{F = \frac{F'}{A} = \eta\frac{dv}{dr} = \eta \cdot G}$$

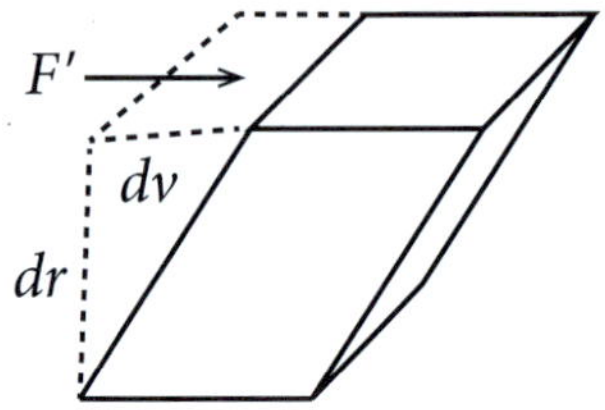

$$\boldsymbol{\eta = \frac{F}{G}}$$

$$\eta = \frac{F'dr}{Adv} = \frac{dynes \times cm}{cm^2 \times cm/\sec} = \frac{dyne \times \sec}{cm^2}$$

$$= \frac{g \times cm/\sec^2 \times \sec}{cm^2} = \frac{g}{cm \times \sec} = poise$$

F : 전단응력(액체가 흐르게 하는데 필요한 단위 면적당 힘)

2) 유변물성그래프 또는 레오그램(흐름곡선, 유동곡선, F와 G간의 관계도)의 특징: 원점을 통과하는 직선관계
3) 뉴턴성 액체의 예: 물, 글리세린, 에틸알코올, 올리브유, 클로르포름, 피마자유

2 레오그램(흐름곡선, F와 G간의 관계도) 특징

: 원점 통과, 직선관계

3 뉴턴성 액체의 예

: 물, 글리세린, 에틸알코올, 올리브유, 클로르포름, 피마자유

4 점도관련용어

1) 점도(또는 절대 점도, η) $\eta = \frac{F}{G}$
2) 유동도 : 점도의 역수, $\phi = \frac{1}{\eta}$
3) 운동점도 : 절대점도를 특정온도에서의 밀도로 나눈 값

① 운동점도 $= \frac{\eta}{\rho}$,

② 단위 : 스토크(stoke, *s*) 또는 센티스토크(centistoke, *cs*)

5 액체 점도의 온도의존성

1) 온도가 증가함에 따라 점도 감소(유동도 증가)

$$\eta = Ae^{E_V/RT}$$

A : 액체의 분자량과 분자부피에 의존하는 상수
E_V : 분자간 흐름이 일어나기 위해 필요한 활성화 에너지

III. 비뉴턴계

1 소성흐름(plastic flow)

1) 빙엄체(Bingham bodies)로 불림
2) 항복값(yield value)보다 낮은 응력에서는 흐르지 않다가 항복값을 초과하면 전단응력에 비례하여 전단속도가 증가하면서 흐름
3) 항복값 이하에서는 탄성물질로 거동
4) 항복값 이상에서는 직선관계, 즉 뉴턴계와 유사
5) 직선의 기울기를 이동도(mobility)라 함
6) 소성점도(U) : 이동도의 역수로서 $U = \frac{F - f}{G}$ 임 (f: 항복값)
7) 소성흐름 물질 : 응결입자(flocculated particles)가 많은 농축된 현탁액에서 계 전체에연속적인 구조가 형성되고 흐르기 위해서는 인접 입자간의 접촉이 파괴어야하므로 항복값이 존재함
8) 소성유동의 특징을 가진 연고제나 크림제의 경우 항복값이 클수록 용기로부터 약제를 짜내거나 피부표면에 도포하기 어려움

2 유사소성흐름(pseudoplastic flow)

1) 전단박화계(shear thinning system)
2) 레오그램이 원점을 지나는(항복값 보이지 않음) 곡선형, 선형인 부분이 없음
3) 전단속도가 증가함에 따라 점도는 감소함
4) 점도감소의 이유

① 사슬이 긴 선형고분자 분산액에서, 전단응력이 가해짐에 따라 정상적으로 서로

정렬되어 있던 분자들이 자신의 장축을 흐름방향으로 배열함으로써 내부저항을 줄여주어 더 큰 전단속도가 가능하도록 함

② 분자와 결합되어 있던 용매의 일부가 유리되어 분산된 분자의 농도와 크기를 낮추어 겉보기 점도가 감소됨

5) 유사소성흐름을 나타내는 물질 : 선형고분자의 액상분산액, 천연 및 합성검(트라가칸트, 알긴산나트륨, 메틸셀룰로오스, 카르복시메틸셀룰로오스나트륨)

3 딜레이턴트흐름(dilatant flow)

1) 전단후화계(shear thickening system)
2) 전단속도가 증가함에 따라 흐름에 대한 저항 증가
3) 전단을 가하면 부피 증가

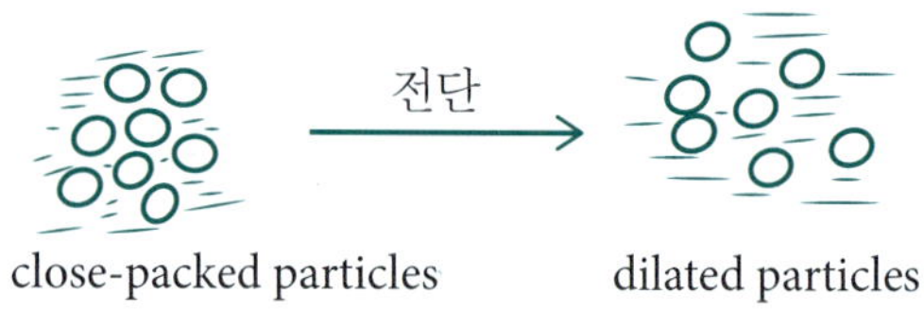

4) 응력을 제거하면 원래의 유동도로 되돌아옴
5) 딜레이턴트흐름을 나타내는 물질 : 비응결입자(해교입자)를 고농도(약 50% 이상)로 함유하는 현탁제
6) 딜레이턴트흐름을 나타내는 경우 주의할 사항
: 고속혼합기, 블렌더, 분쇄기 등을 이용하여 가공하는 동안 높은 전단상태에서 고형화될 수 있어 가공장비에 과부하 및 장애를 초래할 수 있음

4 레오그램(rheogram)

: 점조도 곡선(consistency curve), 흐름곡선(flow curve)
유체의 전단응력에 대한 전단속도의 관계를 나타낸 그래프, 유체의 특성에 관한 다양한 정보를 제공함

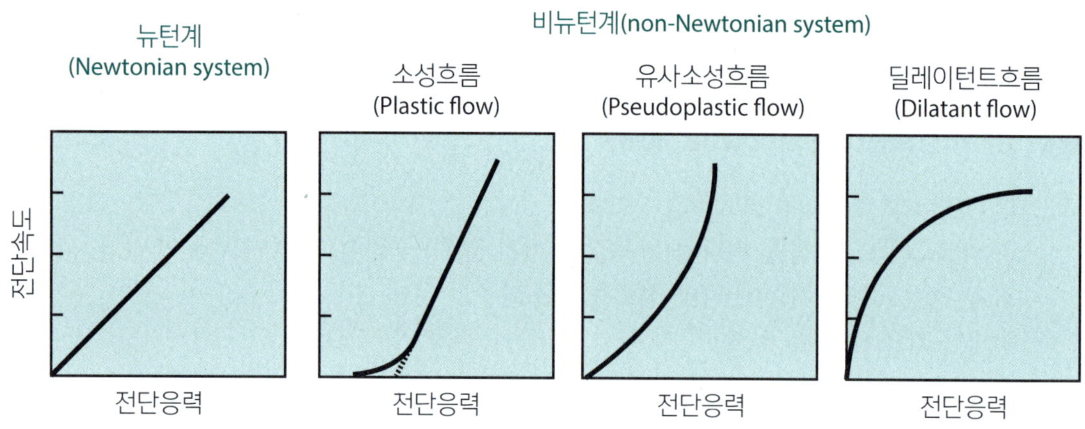

Ⅳ. 틱소트로피

1 틱소트로피(thixotropy)

1) 정의 : 물질을 방치하였을 때 점조도가 등온적으로 그리고 상당히 느리게 회복되는 현상

2 레오그램에서 전단속도가 증가함에 따른 전단응력의 상향곡선이 전단속도가 감소하는 경우의 하향곡선과 일치하지 않고 왼쪽으로 이동(즉 상향곡선에 비해 하향곡선에서 더 낮은 점조도를 보임)하는 이력현상을 나타냄

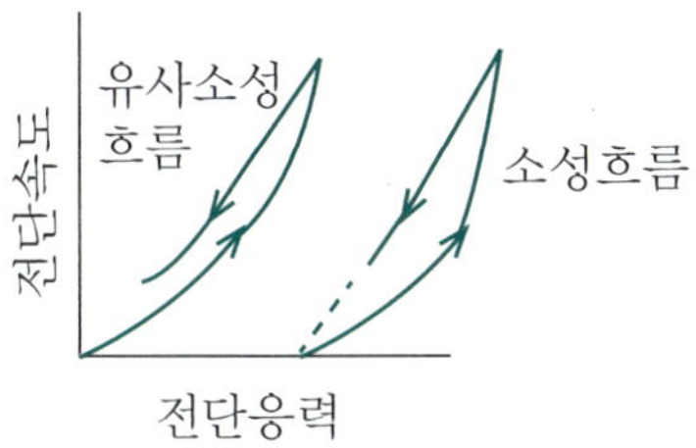

3) 소성 및 유사소성계와 같은 전단박화계에서만 적용됨

4) 졸-겔 변형과정

① 틱소트로피계는 대개 비대칭 입자를 함유하는데 다양한 접촉점을 통해 시료 전반에 걸쳐 느슨한 삼차원구조 형성. 방치하면 이 구조가 계에 어느 정도의 견고함을 부여하여 겔과 유사함

② 전단을 가하여 흐르기 시작하면 접촉점이 파괴되고 입자들이 배열함에 따라 견고한 구조가 파괴되기 시작하여 겔-졸 변형을 보임. 응력을 제거하면 그 구조가 다시 형성되는데, 회복이 즉각적이지 않고 점차 회복됨

5) 이력현상(hysteresis)을 보임

2 틱소트로피의 측정

1) 흐름곡선을 얻어서 이력고리의 면적을 측정하고 틱소트로피계수를 산출함으로써 틱소트로피성을 정량적으로 측정함

2) 틱소트로피 물질의 흐름곡선은 시료 특이적이지 않고, 시료의 유동학적 이력과 흐름곡선을 얻기 위해 사용된 방법에 의존적이며, 전단속도의 선택에 의해서 영향을 받음. 이력고리를 얻는 방식에 따라 틱소트로피계수의 측정은 다음의 두 가지 방법으로 구분함

① 시료를 일정한 전단속도로 서로 다른 시간 (t_1, t_2) 동안 전단하여 얻은 흐름곡선을 이용하여 틱소트로피계수(B)를 측정하는 방법

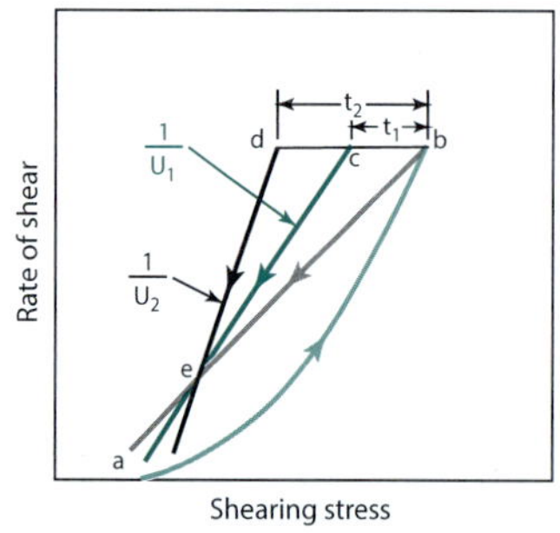

② 시료를 서로 다른 최대 전단 속도 (v_1, v_2) 까지 전단 한 후 얻은 흐름곡선을 이용하여 틱소트로피계수(M)를 측정하는 방법

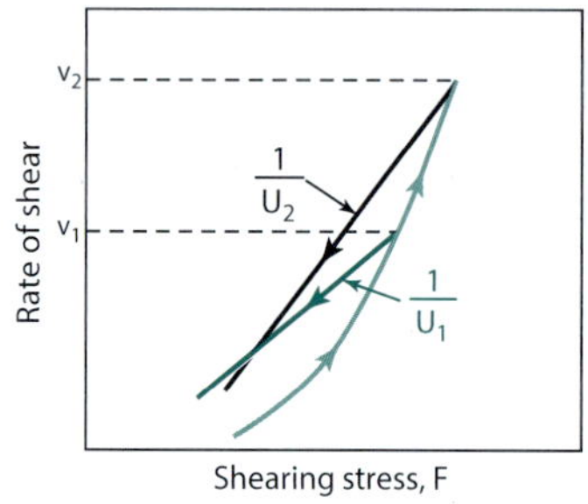

❸ 부풀림과 박차

1) 틱소트로피는 부풀림(bulge)과 박차모양(spur)을 갖는 복잡한 이력고리를 갖는 레오그램을 나타낼 수 있음

❹ 부틱소트로피(negative thixotropy) 또는 반틱소트로피(anti-thixotropy)

1) 하향곡선의 점조도가 낮아지기 보다는 증가하고, 전단시간 증가에 따라 흐름에 대한 저항이 증가하는 현상(하향곡선이 상향곡선의 오른쪽으로 이동)
졸이 평형상태

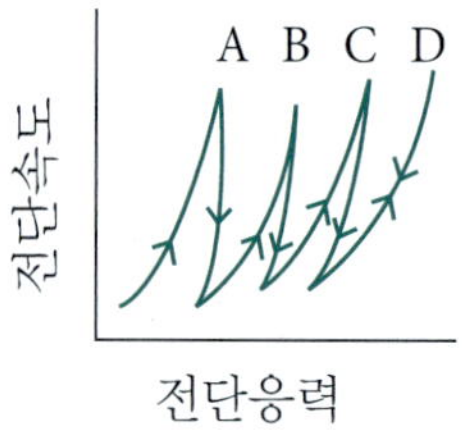

cf. 레오펙시는 겔이 평형상태(가볍게 흔들어 주면 더 쉽게 겔이 형성되는 현상)

2) 물질 : 마그네시아 마그마
3) 발생 이유 : 현탁액 중에 분산된 입자 또는 고분자의 충돌빈도가 증가하여 시간이 지남에 따라 입자간 결합이 증가하여 많은 수의 작은 응결체가 적은 수의 큰 응결체로 존재하게됨. 방치하면 큰 응결체는 파괴되고 점차 원래의 작은 응결체와 개별 입자로 회복됨

5 제제에서의 틱소트로피

1) 액상제제, 로션, 크림, 연고, 근육주사용 데포(depot) : 용기에 있을 때, 또는 방치했을 때에는 높은 점조도이나 용기에서 따를 때에는 쉽게 따라짐
2) 현탁제의 물리적인 안정성 : 틱소트로피성이 높은 고분자 첨가제의 경우 현탁입자의 침강 속도가 더 느려서 현탁제의 물리적 안정성에 유리하게 기여함
   ① 프로카인 페니실린G를 40-70%의 고농도로 물에 현탁시킨 고농도 주사용 현탁제
   - 고유 틱소트로피성이 높고 전단박화계
   - 현탁제가 피하주사용 바늘을 통과할 때 높은 전단응력을 받아서 구조의 파괴가 일어나서 쉽게 흘러서 주사하기 쉬움
   - 주사 후에 전단응력이 없는 약물저장소(데포, depot)에서는 유동학적 구조가 재형성됨에 따라 점조도가 회복되어 장시간 서서히 약물을 방출하는 서방화 주사제로 작용
3) 틱소트로피의 정도는 시간에 따라 변화할 수 있으며 제제 적합도에 영향
   ① 소성 점도의 변화, 이력고리의 면적, 항복값, 스퍼값(spur value) 추적 필요오그램을 나타낼 수 있음

V. 유동학적 성질 측정

1 점도계

1) 단일점(단일전단속도) 측정장치 : 뉴턴계 물질에만 사용 가능
   ① 모세관 점도계
   ② 낙하구 점도계
2) 다중점 측정장치 : 뉴턴계 및 비뉴턴계 모두 사용 가능
   ① 컵-추 점도계
   ② 원추-평판 점도계

2 모세관점도계(capillary viscometer) : 오스트발트 점도계(Ostwald viscometer)

$$\frac{\eta_1}{\eta_2} = \frac{\rho_1 t_1}{\rho_2 t_2}$$

상대 점도 $\eta_1/\eta_2 = \eta_{rel}$

η_1 : 미지의 액체 점도

η_2 : 표준 액체 점도
t : 점도계의 일정 길이를 흐르는데 걸리는 시간
ρ : 밀도

3 낙하구 점도계

1) 온도가 조절되는 유리관 안에 공을 넣고 이 공이 두 지점을 통과하는 데 걸리는 시간(t)을 측정하여 다음 식으로부터 점도를 구함

$$\eta = t(S_b - S_f)B$$

S_b, S_f : 측정 온도에서의 공과 액체의 비중
B : 측정에 사용된 공에 대한 상수값

4 컵-추 점도계(회전점도계)

1) 추의 외부벽과 컵 내부 벽사이의 공간에서 시료가 전단을 받게 되며, 컵이나 추의 회전에 의한 토크가 발생
2) 토크의 크기는 시료의 점도에 비례함

5 원추-평판 점도계(회전점도계)

: 고정된 평판과 원추 사이의 좁은 틈에서 시료가 전단을 받게 됨. 원추에 발생하는 토크를 눈금에서 읽어 점도를 산출함

VI. 약학에의 응용

1 유체(fluid)

1) 혼합
2) 전단에 의한 분산계의 입자크기 감소
3) 용기에서 따르거나, 병에 담거나 주사바늘을 통과시키는 등의 미세구멍 통과
4) 펌프로 퍼 내거나 파이프를 통해 유체를 옮기는 경우
5) 분산계의 물리적인 안정성

❷ 반고체(semi-solid, quasi-solid)

1) 피부에의 퍼짐성과 부착성
2) 용기에서 꺼내거나 튜브에서 짜내는 경우
3) 서로 섞이는 액체와 혼합되는 고체의 용량
4) 기제로부터 약물의 방출

❸ 고체(solid)

1) 호퍼(hopper)로부터 다이(die) 공간(타정할 때)이나 캡슐 안(캡슐에 약물을 봉입할 때)으로의 분말 흐름
2) 분말상 또는 과립상 고체의 충진성(packagability)

❹ 가공(processing)

1) 장비의 생산 용량
2) 가공 효율

❺ 약학적 활용 예

1) 폴록사머류(poloxamers)
   ① 블록공중합체(block copolymer), Pluronic®
   ② 일부는 독성이 낮고 투명한 수성 겔을 형성
      - 피부용 제품의 기제 또는 국소 안과용 제제에 사용
   ③ 농도가 낮고 온도가 낮을 때 졸 상태로 존재하며 농도와 온도가 증가함에 따라 일부는 졸-겔 변환
      - 폴록사머 매질에 염화나트륨, 글리세린 또는 프로필렌글리콜을 가하면 겉보기 점도 증가
   ④ 폴록사머 용액은 콘택트렌즈 보존액 및 인공눈물 등의 안과용 제제에 사용
2) 트리글리세리드 좌제
   ① 직장 체온에서의 좌제의 유동학적 특성들은 좌제로부터 약물의 방출과 흡수에 영향
   ② 기제의 용융 특성에 따라 뉴턴성 물질 또는 틱소트로피가 있는 소성물질로 거동
3) 스테아린산 트리에탄올아민(TEAS) 광유-물 유제 : 겔 형성으로 내상(internal phase)을 안정화
4) 미결정셀룰로오스(microcrystalline cellulose)
   ① 정제와 과립제를 제조할 때 과립 제조가 용이하도록 습윤 분말 원료에 첨가
   ② 분말의 액체 포화상태가 변함

17

콜로이드분산계

학습목표

1. 콜로이드계의 종류와 특성
2. 콜로이드의 광학적 성질
3. 콜로이드의 동력학적 성질
4. 콜로이드의 전기적 성질

I. 서론

❶ 분산계(dispersed system, dispersion system)

1) 정의 : 분산매(dispersion medium) 또는 연속상(continuous phase) 내에 분산상(dispersed phase) 또는 내상(internal phase)이 분산되어 분포되어 있는 계
2) 종류(분산상의 입자의 크기에 따라 분류) : **분자분산계**(molecular dispersion), **콜로이드 분산계**(colloidal dispersion), **조분산계**(coarse dispersion)
   ① 분자분산계는 균일한(homogeneous) 성질로 진용액(true solution) 형성
   ② 분산계의 차이는 크기의 차이일 뿐이고 조성의 차이는 아니므로 각 분산계의 전이영역이 뚜렷하지 않은 경우들이 존재
   ③ 분산계는 분산매(dispersion medium)내에 분산되어 있는 1개 이상의 내상(internal phase)으로 구성

❷ 콜로이드입자의 크기와 형태

1) 같은 부피의 큰 입자에 비하여 엄청나게 큰 표면적을 가지고 있음[넓은 비표면적(specific surface)]
2) 콜로이드입자의 분리 방법 : 투석(dialysis), 한외여과(ultrafiltration), 전기투석(electrodialysis)
3) 콜로이드입자의 형태는 콜로이드의 물리화학적 성질을 결정하는 데 중요

II. 콜로이드계의 종류

1 친용매성 콜로이드(lyophilic colloid)

1) 정의 : 콜로이드입자와 분산매 사이에 어느 정도 큰 친화력을 갖는 콜로이드
2) 비교적 쉽게 졸(sol)을 형성
3) 용매분자가 분산상의 분자에 부착하는 용매화(solvation)를 일으킴
4) 분자가 자발적으로 분산되어 콜로이드 용액 형성
5) 친수성 콜로이드(hydrophilic colloid), 친유성 콜로이드(lipophilic colloid)

2 소용매성 콜로이드(lyophobic colloid)

1) 정의 : 분산매에 대한 친화력이 거의 없는 물질로 이루어진 콜로이드
2) 분산상이 보통 금, 은과 같은 무기 입자로 구성
3) 안정도가 크게 떨어짐
4) 소용매성 콜로이드 제조법
   ① 분산법(dispersion method) : 조분말의 입자 크기를 줄여서 만드는 방법
   ② 응축법(condensation method) : 콜로이드 차원보다 작은 분자를 콜로이드 차원의 큰 입자로 응집시켜 만드는 방법

3 회합콜로이드/양친매성콜로이드(association/amphiphilic colloid)

1) 정의 : 같은 분자 또는 이온 내부에 친수기와 친유기를 가지는 물질(예 : 계면활성제)
2) 낮은 농도의 용액 내에서 단량체로 존재하며 콜로이드의 크기보다 작지만, 농도가 높아지면 좁은 농도 범위 내에서 응결(aggregation)이 일어남
3) **미셀(micelle)** : 50개 이상의 단량체로 이루어진 응결체(aggregate). 미셀의 직경은 50 Å 정도 되기 때문에 미셀은 콜로이드 크기 범위에 속함
4) **임계미셀농도(critical micelle concentration, CMC)** : 미셀 형성시의 단량체 농도
5) 미셀 형성
   ① CMC 아래 : 계면활성제는 단량체로 존재하며, 공기-물 계면에 흡착 → 표면장력을 낮추게 됨
   ② 계면과 액체 내부가 단량체로 포화되는 시점(CMC)을 초과하여 넣어준 계면활성제는 액체 내부에서 미셀을 형성하여 응집되며, CMC 이상에서는 표면장력은 일정하게 유지됨
   ③ CMC 이상에서 계면활성제 농도가 증가할수록 전도도와 밀도는 증가하지만, 당량전도도는 감소함

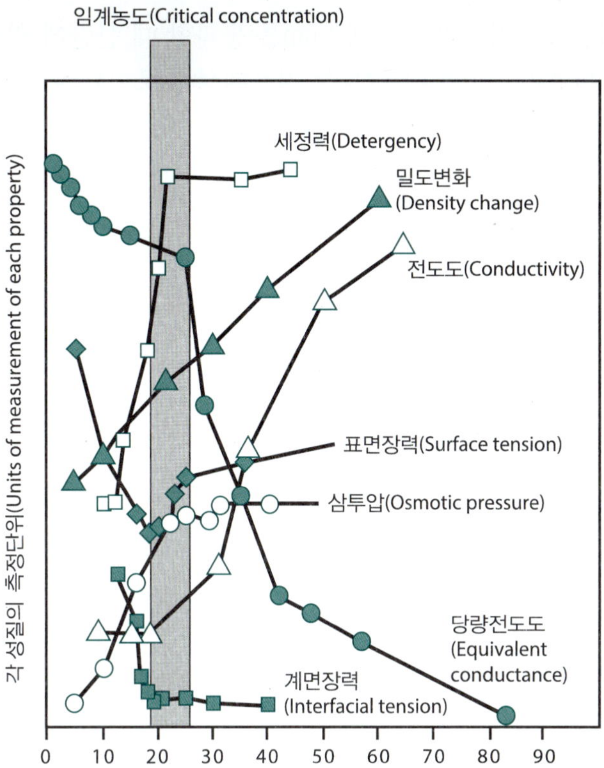

그림 17-3. CMC에서 급격한 변화를 보이는 계면활성제의 여러성질
(Modified from W.J. Preston, Phys. Coll. Chem. 52, 85, 1984.)

III. 콜로이드의 광학적 성질(optical properties)

❶ Faraday-Tyndall 효과

1) 콜로이드 졸에 강한 빛을 통과시키면 콜로이드입자에 의한 빛의 산란으로 통과하는 빛의 줄기가 원뿔(cone) 모양으로 보이는 효과
2) 한외현미경(ultramicroscope)을 이용하여 콜로이드입자의 위치를 하나의 점으로 관찰 가능

❷ 전자현미경

1) 거의 분자분산계에 접근하는 차원의 실제 입자의 사진까지 찍을 수 있기 때문에, 콜로이드입자의 크기, 모양, 구조를 관찰할 수 있음

❸ 광산란(light scattering)

1) Faraday-Tyndall 효과에 의해 나타나는 현상 : 콜로이드 분자량 측정, 입자의 모양과 크기 정보

2) 탁도(turbidity, τ) : 입사광이 용액 1 cm를 통과할 때 산란에 의해 빛의 세기가 감소된 분율(fractional decrease), 탁도는 친용매성 콜로이드의 분자량에 비례

3) 콜로이드의 분자량은 다음 식으로부터 계산할 수 있음

$$H_{c/\tau} = 1/M + 2B_c$$

τ : 탁도(cm-1)

c : 용액에서 용질의 농도(g/cm3)

M : 무게기준 평균 분자량(weight-average MW, g/mole 또는 dalton)

B : 상호작용상수

H : 특정계에 있어서의 상수

4 광산란과 미셀의 분자량

1) 계면활성제 분자가 회합하여 미셀을 형성할 때, 미셀이 단량체(monomer)와 평형상태로 존재

2) 미셀 분산계의 탁도는 계면활성제 분자 용액의 탁도와 다름 → CMC 이하의 농도에서 단량체의 농도는 전체 농도 c에 비례하여 증가하나 임계미셀농도(CMC) 이상에서는 단량체의 농도는 거의 일정하게 유지

$$C_{micelle} = C - C_{monomer} \cong C - C_{CMC}$$

$$\tau_{micelle} = \tau - \tau_{CMC}$$

IV. 콜로이드의 동력학적 성질(kinetic properties)

1 Brown 운동

1) 콜로이드입자의 무작위적인 움직임(random motion)

2 확산(diffusion)

1) Brown 운동의 직접적인 결과로 입자들은 높은 농도의 영역에서 낮은 농도의 영역으로 자발적으로 확산하게 되고, 결국에는 균일한 농도가 되게 됨

2) 콜로이드입자가 구형이라고 할 때, Sutherland-Einstein식(또는 Stokes-Einstein식)을 이용하여 입자의 반지름(r)과 입자의 무게 또는 분자량을 얻을 수 있음

3) 입자의 크기(r) 감소, 온도(T) 증가, 분산매의 점도(η) 감소 → 운동속도 증가

4) 측정된 확산계수로부터 거의 구형으로 간주되는 분자의 분자량을 구할 수 있음

$$D = \frac{kT}{6\pi\eta r}$$

$$D = \frac{RT}{6\pi\eta r N}$$

D : 확산계수
k : Boltzmann 상수
R : 기체상수
T : 절대온도
η : 용매의 점도
r : 구형입자의 반지름
N : 아보가드로수

3 삼투압(osmotic pressure)

$\pi = cRT$: van't Hoff식(c : 용질의 몰농도)
$\pi = (c_g/M)RT$

- van't Hoff 식 중 c 대신 c_g/M을 대입
  c_g : 용액 1 L당 들어있는 용질의 g 수
  M : 분자량

$\pi/c_g = RT/M$

- 이상용액(매우 낮은 농도의 구형 콜로이드)에만 적용

$\pi/c_g = RT(1/M + Bc_g)$

- 실제용액에 적용

B : 특정 용매-용질 계에 대한 상수(용매와 용질분자 사이의 상호작용 정도를 나타냄)

4 침강(sedimentation)

1) 구형 콜로이드입자의 중력에 의한 침강속도

$$v = \frac{2r^2(\rho - \rho_0)g}{9\eta_0} \text{ : Stokes식}$$

ρ : 구형 콜로이드입자의 밀도
ρ_0 : 용매의 밀도
η_0 : 용매의 점도
r : 구형 콜로이드입자의 반지름
g : 중력가속도

2) 0.5 μm 이하의 입자 : Brown 운동이 활발하여 중력에 의한 침강을 상쇄하고 서로 섞이는 것을 촉진하기 때문에 Stokes의 법칙은 적용 못함
3) 구형 콜로이드입자의 초원심 분리에 의한 침강속도

$$v = \frac{dx}{dt} = \frac{2r^2(\rho - \rho_0)\omega^2 x}{9\eta_0} \text{ : Svedberg식}$$

ω : 각속도
x : 회전 중심에서 입자까지의 거리

5 점도(viscosity)

1) 점도 : 외부에서 가해준 응력(힘)에 의해 생기는 그 계의 흐름에 대한 저항
2) 농도가 낮은 구형 입자의 콜로이드 분산계의 점도(⊠) : Einstein식을 따름

$$\eta = \eta_0(1 + 2.5\phi)$$

η_0 : 분산매의 점도
ϕ : 콜로이드입자의 부피분율

3) 상대점도(relative viscosity, η_{rel})

$$\eta_{rel} = \eta/\eta_0 = 1 + 2.5\phi$$

4) 비점도(specific viscosity, η_{sp})

$$\eta_{sp} = (\eta - \eta_0)/\eta_0 = 2.5\ \phi$$

$$\eta_{sp}/\phi = 2.5$$

5) 점도는 분산상의 입자 모양과 관계 : 구형 콜로이드(spherocolloid)는 선형 입자 콜로이드에 비하여 점도가 낮음

V. 콜로이드의 전기적 성질(electrical properties)

1 콜로이드의 전기적 성질

1) 콜로이드입자 표면에 전기적 하전의 존재는 콜로이드의 성질에 영향을 미침
   ① Nernst 퍼텐셜(전기열역학 퍼텐셜, electrothermodynamic potential)
   ② **제타퍼텐셜**(전기동력학 퍼텐셜, eletrokinetic potential)
   ③ '15장 계면 현상' 계면의 전기적 성질 참고

2 전기동력학적 현상(electrokinetic phenomena)

1) 전기영동(electrophoresis)
   ① 단백질과 같은 하전을 띤 물질을 가지고 있는 용액에 전압을 가했을 때 단백질 분자가 하전부호와 반대부호의 전극으로 이동하는 현상
   ② 속도결정퍼텐셜(rate-determining potential)은 제타퍼텐셜
2) 전기삼투(electroosmosis)
   ① 근본적으로 전기영동의 원리와 반대현상(고체를 고정)
   ② 일정한 조건하에서 모세관을 통하여 액체가 흐르는 속도를 측정함으로서 제타퍼텐셜을 측정하는 방법
3) 침강퍼텐셜(sedimentation potential)
   ① 침강퍼텐셜은 입자들이 침강할 때 일으키는 전위(전기영동의 역현상)
4) 유동퍼텐셜(streaming potential)
   ① 유동퍼텐셜은 마개나 혹은 입자층을 통하여 액체가 흐르도록 하였을 때 생성되는 전위

3 Donnan 막평형(Donnan membrane equilibrium)

1) 막평형 : 전해질 용액(Na^+Cl^-)이 반투과성 막을 사이에 두고 접하여 있을 때 각 이온 사이에 성립하는 평형상태
2) Donnan 막평형 : 용액 중에 막을 투과하지 못하는 물질(R^-Na^+)이 존재하는 경우의 막평형
3) 반투막의 한쪽에 염화나트륨 용액을 가하고 다른 한쪽에 음하전의 콜로이드 R^-Na^+ 용액을 가하였을 때 나트륨 이온과 염소이온은 막을 통하여 자유롭게 이동하나 콜로이드입자(R^-)는 그렇지 못함
4) Donnan 막평형식 : 평형에서 막의 외부와 내부 사이에 확산할 수 있는 음이온의 농도비를 구할 수 있음

$$\frac{[Cl^-]_o}{[Cl^-]_i} = \sqrt{1 + \frac{[R^-]_i}{[Cl^-]_i}}$$

5) 확산할 수 있는 약물인 음이온(diffusible drug anion)에 음이온성 다가전해질(anionic polyelectrolyte)을 가해 주면 약물이 빠져나가는 것을 촉진함

4 콜로이드계의 안정성

1) 안정성의 인자 : 콜로이드입자의 하전유무 및 크기

2) 콜로이드의 안정화

① 분산입자에 전기적 하전을 주는 방법

② 입자 주위를 보호 용매층(protective solvent sheath)으로 둘러쌓아 Brown 운동의 결과로 입자가 서로 충돌할 때 서로 달라붙는 것(mutual adherence)을 막는 방법[친용매성 졸 (lyophilic sol)에서만 발생]

3) 소용매성 졸(lyophobic sol)

① 열역학적으로 불안정, 졸 내의 입자는 그 표면에 전기적 하전의 존재로서 안정화될 수 있음(같은 전기적 하전은 서로의 반발력을 일으켜 입자들이 응고(coagulation)되는 것을 방지하게 됨)

② 소용매성 졸에 소량의 전해질을 가해 주면 입자에 전기적 하전을 부여하여 그 계를 안정화시킴

③ **DLVO 이론**(소용매성 콜로이드의 안정성) : 그래프 이해필요(그림 17-13)

- 분산계에서 콜로이드입자 사이에는 정전기적 반발력(electrostatic repulsion)과 London-type van der Waals 인력(attraction)이 작용

4) 친용매성 및 회합 콜로이드

① 열역학적으로 안정하여 진용액(true solution)으로 존재

② 염석(salting out) : 친용매성 콜로이드에 어느 정도 많은 양의 전해질을 가하더라도 소용매성 콜로이드의 경우와 같은 응고(coagulation)를 일으키지 않음. 그러나 충분히 많은 양의 염류를 가하면 입자가 집합(agglomeration)하고 입자들끼리 결합하여 침전(sedimentation)되는 현상

③ 코아세르베이트(coacervate) : 음하전 및 양하전의 친수성 콜로이드를 섞으면 이들 입자들은 서로 결합하여 분산계에서 분리되어 형성된 콜로이드성 집합체의 농도가 높은 새로운 상

④ 코아세르베이션(coacervation) : 거대분자 용액이 두개의 액체상으로 나뉘는 현상

❹ 감작작용(sensitization)과 보호콜로이드 작용

1) 소수성 콜로이드(hydrophobic colloid)에 반대하전의 친수성 혹은 소수성 콜로이드를 소량 가하면 **감작작용**(sensitization action)을 일으키거나 혹은 입자를 응고(coagulation)시킴
2) 보호작용(protection action) : 다량의 친수성 콜로이드(**보호콜로이드**)를 가해 주면 친수성 콜로이드가 소수성 입자에 흡착되어 그 계를 안정화시켜 주는 현상

VI. 가용화(solubilization)

❶ 가용화

1) 회합콜로이드를 이용한 **가용화**
   ① 분산매에 녹지 않거나 아주 조금 녹는 물질의 용해도를 미셀을 형성하여 증가시키는 것
2) 계면활성제의 조건
   ① 무독성(비이온성 계면활성제 선호), 용매와 잘 섞여야, 주성분과 잘 배합, 냄새, 맛이 나쁘지 않고 비휘발성
   ② 계면활성제 일정량에 가용화될 수 있는 약물의 양은 약물과 계면활성제의 친수-친유 평형비(HLB)에 따라 결정됨
3) 약물에 대한 계면활성제의 가용화 능력은 계면활성제의 화학적 성질과 미셀 내에서의 약물의 위치에 따라 변함

VII. 콜로이드의 약학적 응용

❶ 콜로이드의 약학적 응용

하이드로겔(hydrogel), 미립자(microparticle), 유제(emulsion) 및 마이크로에멀전(microemulsion), 리포좀(liposome), 미셀(micelle), 나노입자(nanoparticle), 나노결정(nanocrystal)

18

조분산계

학습목표

1. 현탁제의 정의 및 약학적 응용
2. 현탁제의 안정성에 영향을 주는 요인 및 응집 (flocculation) 의 정의
3. 침강변수(침강용적, 응집도)의 정의
4. 유제 및 유화제의 정의, 유제의 물리적 안정성
5. 유제, 마이크로에멀전 및 반고형제의 분류

I. 현탁제

1 현탁제(suspension)

1) 액체 매질에 불용성인 고체 입자들이 분산된 조분산(coare dispersion)
2) 입자크기는 0.1 μm 이상
3) 분산계의 점도가 낮을 경우 입자들은 Brown운동을 함

2 현탁제의 응용

1) 경구용 혼합물: 불용성이면서 맛이 불쾌한 약물을 개선하는 제형, 항생제 시럽, 소아용 점적제, 제산제, X-선 조영제
2) 외용 로션: 국소적용, 피부과·화장품용 및 보호제의 목적으로 고안, 외용 로션 현탁제
3) 주사제: 불용성 약물들을 주사하기에 적합한 제형으로 설계, 점도와 입자크기의 조절이 필요함, 주사용 현탁제

3 우수한 현탁제의 조건

1) 빨리 가라앉지 않아야 함
2) 입자가 가라앉아도 딱딱한 케이크(cake)를 형성하지 않고 쉽게 재분산되어야 함
3) 적절한 점도, 흐름성을 가져야 함
4) 외용 로션 현탁제의 경우, 빨리 말라서 문질러도 쉽게 떨어지지 않는 탄성 보호피막을 형성하고 좋은 색과 향을 가져야 함

II. 현탁 입자의 계면 성질

1 표면자유에너지 증가

1) 분쇄시 작은 입자 크기에 따른 큰 표면적은 표면자유에너지를 증가시킴 : 분산계를 열역학적으로 불안정하게 함
2) 현탁제에서 고체 입자의 분쇄시 표면자유에너지(ΔG)의 증가

$$\Delta G = \gamma_{SL} \cdot \Delta A$$

① ΔG를 감소시키기 위해 입자는 응결 또는 응집하려는 경향이 있음 : 표면적의 감소를 통해 안정한 상태에 도달하고자 함
② 작은 입자 크기를 유지하면서 ΔG를 감소시키기 위해 계면장력을 낮출 수 있는 계면활성제를 사용함

2 응집(flocculation)

1) 현탁제 중의 입자가 약한 van der Waals 인력에 의해서 결합함으로써 가벼운 솜털과 같은 둥근 덩어리(응집괴, floc)가 형성되는 현상
2) 약한 기계적인 힘을 가하면 쉽게 재분산이 가능한 가역적인 상태

3 응결(aggregation)

1) 입자가 강한 인력에 의해서 부착됨으로써 케이크를 형성하는 현상(caking) : 침전물 속에서 결정이 성장하여 서로 융합되어 응결괴(aggregate)를 형성함
2) 침전물이 조밀한 상태로 쌓여 재분산이 어려운 상태

III. 현탁제에서의 침강

❶ Stokes의 법칙에 의한 현탁입자의 침강이론

$$v = \frac{d^2(\rho_s - \rho_o)g}{18\eta_0} \text{ : Stokes의 법칙}$$

v : 침강 속도
ρ_s : 분산상의 밀도
ρ_0 : 분산매의 밀도
η_0 : 분산매의 점도
d : 입자의 지름
g : 중력가속도

❷ Brown 운동의 효과

1) 2-5 μm의 입자는 Brown운동에 의해 불규칙한 운동을 지속함으로써 실온에서 어느 정도까지 침강이 억제됨

❸ 응집된 입자들의 침강

1) 응집계(flocculated system) : 응집괴(floc)가 침강할 때 침강물과 상층액 사이에 명확한 경계가 형성됨, 상층액이 맑은 상태, 침강속도가 빠름
2) 해교계(deflocculated system) : Stokes의 법칙에 따라 큰 입자들이 작은 입자들보다 더욱 신속하게 침강, 뚜렷한 경계가 형성되지 않고 상층액은 장기간 혼탁한 상태를 유지함, 침강속도가 느리고 케이킹(caking)이 일어남

❹ 침강 변수

1) 침강용적(sedimentation volume)

$F = V_u/V_0$

V_u : 침강물의 최종 용적
V_0 : 현탁제의 원래 용적

① F=0.5 : 보통 침강물의 최종용적은 현탁제의 원래 용적보다 작음
② F=1 : 응집평형, 응집된 현탁제에서의 침강물의 용적이 현탁제의 원래 용적과 같음. 방치할 때 맑은 상층을 나타내지 않음 → 의약품으로 적합함
③ F>1 : 현탁제에 형성된 응집괴의 망상구조가 아주 느슨하게 솜덩어리처럼 부풀

어 있는 경우 응집괴가 둘러쌀 수 있는 용적은 현탁제의 원래 용적보다 더 큼. 충분한 여분의 매질 첨가

2) 응집도(degree of flocculation, β)

$$F_{\infty} = V_{\infty} / V_o$$

$$\beta = F / F_{\infty} = V_u / V_{\infty}$$

$$\beta = \frac{\text{응집된 현탁액에서의 침강물의 최종용적}}{\text{해교된 현탁액에서의 침강물의 최종용적}}$$

IV. 현탁제의 제제설계

① 물리적으로 안정한 현탁제 제조 방법

1) 입자들이 해교된 상태를 유지하도록 구조성 매질 첨가
2) 재분산성 응집괴 생성 : 신속하게 침강되어도 흔들어주면 쉽게 재현탁됨

② 구조성 매질(structured vehicle)

1) 유사소성과 소성의 흐름성을 가지는 매질
2) 입자들을 감싸면서 작용하기 때문에 이상적으로는 침강이 전혀 일어나지 않아야 하지만 실제적으로 어느 정도 침강이 일어남
3) 구조성 매질의 전단박화(shear-thinning, 전단응력이 증가함에 따라 점도가 감소) 특성은 전단이 가해졌을 때 균일한 분산계의 재형성을 촉진함

③ 입자의 습윤

1) 입자의 습윤성(wettability) : 입자와 액체의 표면과 이루는 접촉각의 크기를 측정하여 예측함
2) 소수성 (hydrophobic) 분말 : 물에 의해서 쉽게 적셔지지 않는 분말(유황, 목탄, 스테아린산 마그네슘)
3) 친수성 (hydrophilic) 분말 : 물에 의해서 쉽게 적셔지는 분말(아연화, 탈크, 탄산 마그네슘)
4) 계면활성제 : 고체 입자와 매질 사이의 계면장력을 감소시키는 역할을 함
5) 흡습성 물질 : 불용성 물질을 물에 습윤시킬 때 사용함(알코올, 글리세린, 프로필렌글리콜)

④ 조절된 응집(controlled flocculation)

1) 현탁제를 응집(flocculation)시킴으로써 재분산하기 어려운 압축침강물의 형성을 방지하는 방법
2) 조절된 응집(controlled flocculation)을 위해 응집제로 사용되는 물질: 전해질, 계면활성제, 고분자
   ① 전해질(electrolyte) : 입자들 사이의 전기적 장벽을 감소시킴, 전해질에 의해 제타퍼텐셜이 감소하고 인접 입자들 사이에 가교가 형성되어 결합함으로써 느슨하게 배열된 구조가 형성됨
   ② 계면활성제(surfactant) : 현탁된 입자를 응집시키는데 사용되기도 함, 습윤제와 해교제로도 사용되기 때문에 응집 효과를 나타내기 위해서는 농도 조절이 필요함
   ③ 고분자(polymer) : 현탁제에서 고분자-가교 현상에 의해 응집제로서 작용(cf. 친수성 고분자는 보호콜로이드로 작용함, 유사소성 흐름을 통해 현탁제 내의 물리적 안정성을 증가시킴)

⑤ 구조성 매질에서의 응집

1) 현탁화제 : 응집괴의 침강을 지연시킬 목적으로 사용함
   ① 카르복시메틸셀룰로스(CMC), 카르보폴(Carbopol), 비검(Veegum), 트라가간트(tragacanth), 벤토나이트(bentonite)

⑥ 현탁제의 유동학적 고찰

1) 이상적인 현탁화제는 보관시 높은 점도를 가지고, 높은 전단속도(shear stress)에서는 낮은 점도를 가져야 함
2) 틱소트로피인 동시에 유사소성인 현탁화제는 방치하면 겔을 형성하고 교반시키면 흐름성을 나타내기 때문에 유용함

⑦ 현탁제의 제법

1) 소규모 제조시 : 유발-유봉 사용
2) 대규모 제조시 : 볼밀(ball mill), 페블밀(pebble mill), 콜로이드밀(colloid mill) 등을 사용

⑧ 현탁제의 물리적 안정성

1) 온도의 상승은 때때로 안정한 현탁제의 응집을 유발함
2) 현탁제는 비이온성 계면활성제에 의해 안정화됨

V. 유제(emulsion)

1 정의

1) 두 가지의 섞이지 않는 액상들로 구성되어 있으며 그 중 한 가지 액상은 다른 액상 중에 입자(0.1 - 10 μm)로서 분산되어 있는 조분산(coarse dispersion), 열역학적으로 불안정한 계

2 유제의 형태

1) 극성(수상) 및 비극성(유상)으로 구성
   ① 수중유형 (o/w 형), 유중수형 (w/o 형)
   ② 경구용 유제 : 대부분 o/w 형
   ③ 외용 유제 : o/w 형, w/o 형

3 약학적 응용

1) 난용성 약물, 지용성 비타민(vitamin A, D, E, K)의 경구 투여, 정맥주사로 영양분 공급, X-선 검사시 진단제, 피부과용 및 화장품용 로션과 크림, 에어로졸 제품

VI. 유화의 이론

1 유화(emulsification)

1) 서로 섞이지 않는 두 가지 액체(응집력(cohesive force)이 부착력(adhesive force)보다 더 크기 때문)를 유화제를 이용하여 혼화
2) 유화제(emulsifying agent)
   ① 계면활성제 : 기름/물의 계면에 흡착되어 단분자막을 형성 → 계면장력 감소
   ② 친수성 콜로이드 : o/w형 유제에서 분산된 기름방울의 주위에 다분자막 형성
   ③ 미세한 고체입자 : 서로 섞이지 않는 두 가지 액체의 상들 사이의 계면에 흡착함으로써 분산된 입자들 주위에 막 형성
3) 계면활성제의 **친수-친유 평형비**(hydrophilic-lipophilic balance, HLB)
   ① 계면활성제의 친수성(hydrophilicity)과 친유성(lipophilicity)의 비를 표시한 값(보통 1~20 사이의 값을 가짐)
   ② 1에 가까울수록 친유성, 20에 가까울수록 친수성을 나타냄
   ③ 유제의 형태는 계면활성제의 성질에 의해 결정 : Bancroft의 법칙(계면활성제가

더 잘 녹는 상이 연속상이 됨)

④ HLB 약 9~12 : o/w형 유제 형성

⑤ HLB 약 3~6 : w/o형 유제 형성

VII. 유제의 물리적 안정성

❶ 유제의 물리적 안정성

1) 유제는 외관, 냄새, 색 등 물리적 성질의 관점에서 우수성을 유지해야 함

❷ 크리밍(creaming)과 Stokes 법칙

1) 크리밍(creaming) : 입자의 크기와 크기분포는 변하지 않으나 분산상과 연속상의 밀도차에 의하여 입자들이 특정부위에 농축되는 현상
2) 상향 크리밍(upward creaming) : 분산상이 연속상보다 밀도가 작을 경우 입자가 상승하여 분산상의 농도가 높은 부분이 나타나는 현상
3) 하향 크리밍(downward creaming) : 분산상이 연속상보다 밀도가 클 경우 입자가 침강하는 현상
4) 크리밍 속도를 감소시키기 위해 Stokes 식의 주요 인자를 변화시킴 : 점도증가제(후화제, thickening agent)를 첨가하여 점도를 증가시키거나, 입자크기를 감소시킴

❸ 합일(coalescence)과 파괴(breaking)

1) 합일(coalescence) : 분산상의 입자들이 집합하고 합쳐져 큰 입자를 형성하는 현상
2) 파괴(breaking) : 분산된 입자를 둘러싼 막이 파괴되어 입자가 합쳐지고 상이 완전히 분리되는 현상
3) 합일과 파괴는 비가역적인 과정임

❹ 안정성의 평가

1) 안정성 측정 방법 : 유제의 입자크기 분석
2) 유제 분리과정의 가속화 방법 : 동결, 동결-융해 반복, 원심분리법

❺ 전상(phase inversion)

1) o/w형으로부터 w/o형으로 또는 그 역으로 유제가 변화하는 현상

VIII. 마이크로에멀전

❶ 마이크로에멀전

1) 10~200 nm의 o/w 형이거나 w/o 형으로 분산상의 용적분율이 0.2-0.8인 유제
2) 제조시 보조계면활성제(co-surfactant)를 사용
3) 유제에 비해 열역학적으로 비교적 안정함 : 열역학적으로 안정한 가용화된 용액과 보통 유제의 중간 정도의 상태
4) 약학적 응용 : 약물을 내부상에 포함시켜 용해도가 낮은 약물의 용해도 증가에 따른 생체이용률 증가

IX. 반고체

❶ 반고형제의 분류

1) 오가노겔(유기겔, organogel) : 바셀린, 카르보왁스
2) 하이드로겔(hydrogel) : 트라가칸트, 펙틴, 알긴산나트륨, 메틸셀룰로오즈, 카르복시메틸셀룰로오즈나트륨 등이 포함됨
   ① 상당히 많은 양의 물을 포함하지만 비수용성(water-insoluble; 유성 성질)
   ② 약물의 확산 속도는 중합체 망상의 물리적 구조와 화학적 특성에 의존
3) 유제형 기제(emulsion-type base)
   ① 유화성 기제(emulsifiable base) : 수분을 함유하지 않으나 수분을 흡수함으로써 w/o형 및 o/w형 유제를 생성
   ② 유화된 기제(emulsified base) : 제조하는 동안 물이 혼입되는 w/o형 기제

❷ 반고체의 친수성

1) 수수(water number) : 20°C에서 기제 100 g이 흡수하는(부분적으로 유화되는) 물의 최대량
2) 유지성 기제나 w/o형 기제가 수분을 흡수하는 능력을 수수(water number)로 표시

❸ 반고체의 유동학적 성질

1) 연고 및 크림을 제조시 비뉴턴성 물질의 점조도를 조절하는 것이 필요함
2) 회전형 점도계, 원추-평판 점도계 등을 사용하여 분석함

4 겔

1) 액체에 의해서 둘러싸여 있고 침투된 응축괴로 되어 있는 두 가지 이상의 성분들의 고체 또는 반고체
2) 액체 속에 점착성 기질을 다량 함유 → 흔히 젤리(jelly)라 함

5 이장과 팽윤

1) 이장(syneresis) : 겔을 얼마 동안 방치하면 자연적으로 줄어들어 액체의 일부가 압출되는 현상
2) 팽윤(swelling) : 용적의 증가를 수반하는 겔에 의한 액체의 흡수 현상

19

분체학

학습목표

1. 입자도 및 입자도 분포
2. 입자 크기, 표면적, 입자도의 측정법
3. 분말로부터 유래되는 성질

I. 입자도와 입자도 분포

❶ 대등구지름(equivalent spherical diameter)

1) 비대칭형의 입자의 크기를 나타내는 방법
2) 입자가 비대칭이 될수록 지름으로 크기를 나타내기 어려우므로 대등구지름을 사용
3) 표면지름(d_s, surface diameter) : 입자와 같은 표면적을 갖는 구의 지름
4) 부피지름(d_v, volume diameter) : 입자와 같은 부피를 갖는 구의 지름
5) 투영지름(d_p, projected diameter) : 입자의 가장 안정한 면에 대하여 수직으로 바라볼 때의 관측면적과 똑같은 면적을 갖는 구의 지름
6) Stokes지름(d_{st}, Stokes diameter) : 비대칭입자와 동일한 침강속도를 갖는 구의 지름

❷ 평균입자크기

$$d_{\text{mean}} = \left(\frac{\sum nd^{p+f}}{\sum nd^{f}}\right)^{1/p}$$

d_{mean} : 평균 입자 지름(산술, 기하 또는 조화 평균)

n : 중앙점 d가 각종 대등구지름 중의 어느 것과 같은 크기범위에 있는 입자들의 수

p : 개개입자의 크기와 관계가 있는 지수

f : 빈도지수(frequency index)

nd^f : 입자집단의 어떤 입자가 특정의 크기범위에 나타나는 확률

3 입자크기분포

1) 도수분포곡선(frequency distribution curve) : 임의의 크기범위에 속하는 입자들의 수 또는 중량을 크기 범위 또는 평균입자 크기에 대해서 도시
2) 누적 이하[이상]크기백분율(cumulative percent undersize[oversize]) : 임의의 크기 이하[이상]의 누적백분율을 입자크기에 대해서 도시
3) 대수(對數)-정규분포(log-normal distribution) : 입자지름의 대수(對數; log)대 도수로써 도시하여 얻어지는 종(鐘) 모양의 곡선

4 수분포와 중량분포

1) 수분포 : 데이터가 현미경법과 같은 계수법에 의해서 얻어짐
2) 중량분포 : 데이터가 침강법이나 사별법에 의해서 얻어짐

5 입자수

단위중량당 입자수(N)는 입자의 밀도와 평균용적수지름에 반비례한다

$$N = \frac{6}{\pi d_{vn}^3 \rho}$$

N : 단위중량당 입자 수
d_{vn} : 평균용적수지름
ρ : 입자의 밀도

II. 입자크기 측정법

1 광학현미경법

1) 약 0.2~100 μm의 크기범위에 속하는 입자 측정 가능
2) 장점 : 응집체와 두 가지 이상의 성분으로 구성된 입자들을 검출 가능
3) 단점 : 입자의 길이 및 폭은 측정가능하지만 입자의 두께는 관찰할 수 없음, 분포를 평가하기 위해서는 입자의 수를 세어야만 함

2 사별법(sieving)

1) 미국국립표준국에서 눈금을 매긴 표준체를 사용
2) 분말미세도시험법(미국약전 수재)
3) 분말의 크기는 분말이 통과한 체 또는 통과하지 못하고 남아 있는 체의 mesh수로 표시

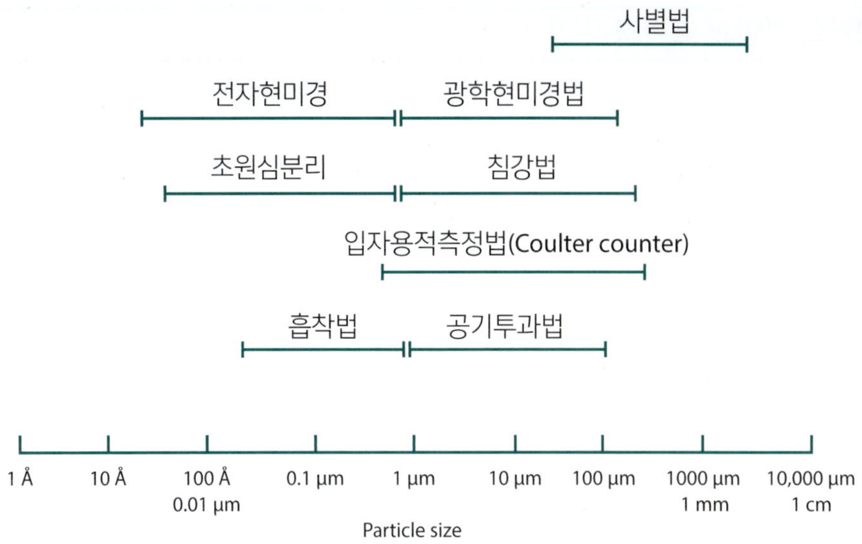

그림 18-1. 입자크기와 비표면적 분석에 사용되는 방법과 크기범위

3 침강법(sedimentation)

1) 입자의 침강속도를 측정하고 Stokes식을 이용하여 입자크기를 계산

$$d_{st} = \sqrt{\frac{18\eta_o h}{(\rho_s - \rho_o)gt}}$$

d_{st} : 침강속도를 기초로 하여 구한 입자의 평균지름
h : 일정시간 t동안에 낙하하는 거리
ρ_s : 입자의 밀도
ρ_0 : 분산매의 밀도
g : 중력가속도
η_0 : 매질의 점도

4 입자용적측정법

1) Coulter 계수기를 이용하여 입자의 총수(總數)와 입자크기분포를 측정
2) Coulter 계수기는 전도액체 중에 현탁된 입자가 두 전극 사이에 있는 작은 구멍으로 빠져나갈 때 전기저항의 변화가 일어나는 원리에 따라 작동함
3) 입자의 용적과 관계가 있는 저항의 변화로 인해 생기는 전극펄스(voltage pulse)가 증폭되어 입자크기로 환산됨

III. 입자의 모양과 표면적

1 입자의 모양

1) 구형입자
   ① 단위 용적당 최소의 표면적을 가짐
   ② 입자는 비대칭성이 클수록 단위 용적당 표면적이 더 커짐
   ③ 구형입자의 표면적과 용적은 각각 지름의 제곱과 세제곱에 비례
2) 구형이 아닌 입자(또는 입자들의 집단)
   ① 입자의 특성을 나타내는 지름을 선정하고 보정계수를 통해서 표면적과 용적을 계산

2 비표면적

1) 비표면적 : 단위용적당의 표면적(S_v) 또는 단위중량당의 표면적(S_w)
   ① 비대칭입자
   입자가 구형일때, 표면적계수/용적계수 (as/av)의 비는 6이며, 입자의 비대칭성이 클수록 이 비는 6이라는 최소치보다 더 커짐

$$S_v = \frac{\alpha_s}{\alpha_v d}, \quad S_w = \frac{S_v}{\rho}$$

   ② 구형입자

$$S_w = \frac{6}{\rho d_{vs}}$$

α_s : 표면적계수
α_v : 용적계수
⊠ : 입자들의 진밀도
d : 입자의 지름
d_{vs} : 비표면적에 특징적인 용적-표면 지름

IV. 표면적 측정법

❶ 흡착법

1) 흡착제의 표면적 측정

① 매 gram당의 흡착제에 흡착되는 기체의 용적(cm^3)을 일정온도에서 기체의 압력에 대해서 도시

$$\frac{p}{V(p_0 - p)} = \frac{1}{V_m b} + \frac{(b-1)p}{V_m b p_0}$$

V : 압력 P에서 분말 1 gram 당 흡착되는 기체의 용적(cm^3)

p_0 : 실험온도에서의 액화질소의 포화증기압

p : 증기압

b : 피흡착제의 흡착열과 액화열 사이의 차를 나타내는 상수

❷ 공기투과법

1) 분말 gram 당 표면적 S_w가 클수록 공기와 같은 유체의 흐름에 대한 저항이 커지므로 충전물을 가로지르는 일정한 압력강하에 대한 투과율은 비표면적에 반비례함

2) 분말층을 통한 흐름속도는 입자의 압축도와 모세관의 불규칙성에 의해서도 영향을 받음

① 충전물이 조밀할수록 공극률(porosity)이 낮아짐

V. 분말에서 유래되는 성질들

❶ 공극률

1) 분말용적(V_b, bulk volume) : 분말 고체입자들의 진용적과 이들 입자들 사이의 공간의 용적을 합한 것으로 이루어짐.

2) 진용적(V_p, true volume) : 분말 입자들만의 용적

3) 공극용적(v, void volume) 혹은 공공용적 : 분말 입자들 사이의 공간의 용적, 즉 $v = V_b - V_p$

4) 공극률(ε, porosity 또는 voids) : 충전의 분말용적에 대한 공극용적의 비(比)

$$\varepsilon = \frac{V_b - V_p}{V_b} = 1 - \frac{V_p}{V_b}$$

5) 충전물이 조밀할수록 공극률이 낮아짐

2 충전배열

1) 실제분말은 입자들은 형상이 구형도 아니며 크기가 균일하지도 않음
2) 보통 분말의 입자들은 두 가지 이상적인 충전배열(즉, 최조밀충전과 최소충전 배열)간의 중간적인 배열을 가지므로 약 30–50%의 공극률을 가짐
3) 입자들의 크기가 아주 다른 경우 : 공극률은 최조밀충전시 이론적 공극률인 26% 이하가 될 수 있음

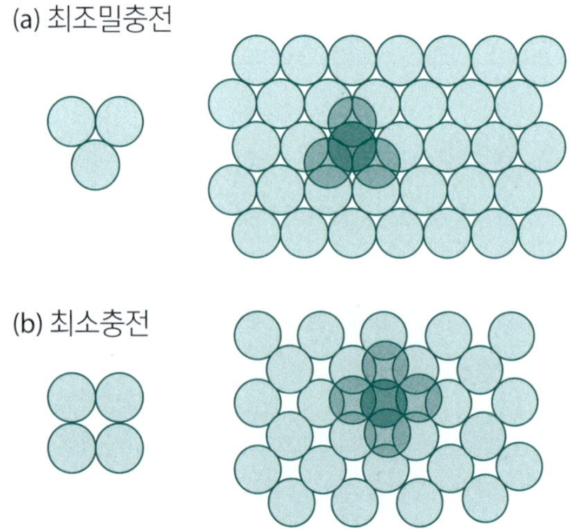

그림 18–2. (a) 최조밀충전과 (b) 최소충전의 경우 구형입자들의 배열 형태

4) 분말 중에 응집괴가 있는 경우 : 공극률은 최소충전시 이론적 공극률인 48% 이상이 될 수 있음

3 입자의 밀도

1) 진밀도(⊠, true density) : 실제 고체 물질의 밀도
   ① 결정격자속의 분자 또는 원자의 크기보다 더 큰 공극 및 입자내 공극을 제외한 물질 그 자체의 밀도
   ② 헬륨밀도계를 사용함으로써 측정 가능
2) 과립밀도(⊠$_g$, granule density)
   ① 상압에서 약 10 μm 보다 작은 공극속으로는 침투하지 못하는 수은의 치환에 의해서 측정되는 밀도
   ② 수은은 공극공간(void spaces)은 채우지만 입자들의 내부공극속으로 침투할 수 없으므로 수은이 사용됨
   ③ 액체치환법과 유사한 방법으로 측정 가능
   ④ 입자내 공간(intraparticle spaces)을 포함하는 입자들의 용적은 과립용적을 나타내므로 분말중량을 알면 과립밀도를 구할 수 있음
3) 용적밀도(⊠$_b$, bulk density) : 분말의 질량을 분말용적으로 나눈 값
   ① 눈금 실린더 속에 넣은 건조분말의 분말용적과 중량에 의한 밀도

4 유동성(흐름성)

1) 분말용적이 큰 분말은 입자들이 서로 다른 인력의 영향을 받기 때문에 자유유동성(free-flowing)일 수도 있고, 응집성(부착성, cohesive(sticky))을 보일 수도 있음
2) 분말의 유동성에 영향을 미치는 인자
   ① 입자크기, 형상, 공극률, 밀도, 표면구조
3) 분말의 유동성은 혼합분말을 생성하는데 관여하는 인자 중 하나임

5 압축

1) 압축시 분말의 거동은 정제를 타정하는 데 있어 중요
2) 딜레이턴트(dilatant) 분말 : 응력 하에서 수축하기 보다는 팽창하는 분말
3) 압축된 정제의 강도는 압축력과 입자 크기에 영향을 받음

20

바이오 의약품

학 습 목 표

1. 바이오 의약품의 정의 및 종류
2. 거대분자의약품의 성공적인 개발에 필요한 물성 분석
3. 바이오 의약품의 제제설계이론 및 제제설계
4. 펩티드, 단백질, 핵산, 바이러스 제제의 안정화 연구 방법

I. 서론

1 바이오 약학의 정의

1) 산업적 목적을 가진 생물 공정의 연구, 특히 항생제, 호르몬 등의 생산을 위하여 미생물을 유전적으로 조작하는 생물 공정 연구
2) 생화학적, 유전학적, 미생물학적, 공학적 기술이 융합되어 생체 물질이나 생물 공정을 개발하는 기술 분야

2 바이오 약학 현황

1) Pfizer, Merck, GlaxoSmithKline, Wyeth, Novartis 등과 같이 저분자 의약품 개발에 집중하던 글로벌 제약회사도 바이오의약품을 개발하여 시판하고 있으며, 항체의약품은 대표적인 바이오 의약품임
2) 수많은 펩티드, 단백질 의약품이 승인되었으며, 많은 수의 의약품이 임상시험 중에 있음
3) 인간게놈지도는 새로운 약물 타깃과 거대분자 바이오 의약품을 개발하는데 중요한 기회를 제공함

3 바이오의약품

1) 사람이나 다른 생물체에서 유래된 것을 원료 또는 재료로 하여 제조한 의약품
2) 생물학적제제, 유전자재조합의약품, 세포배양의약품, 세포치료제, 유전자치료제 등을 포함

II. 바이오 의약품의 종류

❶ 펩티드및 단백질

1) 펩티드와 단백질은 자연적으로 존재하는 20가지 아미노산의 펩티드 결합에 의해 생성
2) 단백질 4차 구조가 단백질 의약품의 물리적 분해(physical degradation)에 영향
3) 현재 대부분의 단백질 의약품은 유전자 재조합 방법으로 생산

❷ 시판 중인 재조합 단백질의약품

1) 조혈제(hematopoietics), 단일클론항체(monoclonal antibodies), 사이토카인(cytokines), 백신(vaccines), 항트롬빈(antithrombins), 혈장단백질(plasma proteins), 인슐린(insulin), 성장호르몬(growth hormones) 등

❸ 백신

1) 면역계에 항원으로 작용하는 약독화 병원균(attenuated pathogens) 또는 병원균의 일부분을 노출시킴으로써 작용
2) 건강한 상태의 적당한 조건에서 면역'기억반응'을 불러일으키고, 이 기억반응은 나중에 침입하는 실제 병원균이 일으키는 질병에 대해 우리 몸이 방어를 할 수 있도록 함
3) 인체의 면역반응
   ① 면역세포의 "toll receptor"라고 불리는 수용체가 병원균의 표면에 존재하는 반복되는 구조를 인지하여 우선적으로 일어남(선천적 면역)
   ② 그 후 후천적 면역반응이 활성화 되어 항체가 생산되거나(체액성 면역), 감염된 숙주세포를 죽이는 세포를 생산하는(세포성 면역) 등 일련의 복잡한 세포반응이 유도됨
4) 유전자 재조합 방법으로도 단백질 항원을 생산함
   ① B형 간염 표면 항원, 콜레라 독소 B, 인유두종 바이러스의 표면 단백질이 사용됨
5) 유전자 백신에서 특정한 항원 단백질을 발현하는 유전자 서열을 아데노바이러스(adenovirus)의 유전체에 삽입하여 바이러스를 항원 유전자의 전달 수송체로 이용할 수 있음

❹ 핵산

1) 핵산의 DNA 및 RNA 형태 모두 의약품으로 사용 가능

2) 안티센스(antisense) RNA
3) 유전자 치료 : 치료효과가 있는 단백질을 합성할 수 있는 유전자(DNA)를 세포에 넣어주는 방법
   ① DNA 바이러스인 아데노바이러스 및 아데노 부속 바이러스(adeno-associated virus)가 유전자 전달체로 연구되고 있으나 바이러스 수송체의 안전성이 우려됨
   ② 플라스미드를 지질이나 폴리에틸렌이민(polyethyleneimine)과 같은 양이온성 고분자 물질과 혼합하여 사용함으로써 세포 내로 목적 유전자의 전달 효율과 안정성(stability)을 높일 수 있으나 전달, 효능, 안전성(safety) 문제는 여전히 개선해야 할 부분임
4) 마이크로 RNA : 유전자 발현이 작은 크기의 RNA에 의해 조절됨이 밝혀지면서 치료제로 연구되고 있으며 목표 mRNA에 상보적인 21~23개 뉴클레오티드 길이의 이중나선 RNA 분자가 주로 사용됨
5) 앱타머(aptamer) : 작은 DNA, RNA 분자들(전형적으로 15-60 뉴클레오티드 길이)로, 단백질이나 다른 생물학적 표적 물질에 친화성을 가지고 선택적으로 결합함. 앱타머를 이용한 제품이 노인에게 나타나는 황반변성(macular degeneration)을 치료하기 위해 사용됨

5 유전자 복제 및 고분자 치료제의 분리정제

1) 특정 유전자(잠재적인 단백질 약물로 선택된 것)를 분리하여 특정 단백질 발현을 위해 고안된 플라스미드(발현 벡터)에 삽입함
2) 재조합 플라스미드를 복제를 원하는 숙주세포 내로 도입함
3) 재조합 플라스미드가 도입된 세포를 형질전환 세포라 함
4) 대장균을 포함한 박테리아, 효모세포, 배큘로바이러스, 동물세포, 옥수수·담배 등의 식물, 염소/양/소와 같은 유전자 조작 형질전환 동물(transgenic animal)등 다양한 형태의 세포들이 단백질 발현 목적으로 사용됨
5) 목표 물질을 충분히 분리할 수 있도록 형질전환 숙주세포를 배양함
6) 발현된 단백질 등의 거대분자 의약품을 분리, 정제하기 위하여 다양한 크로마토그래피가 사용됨

III. 바이오 의약품의 특성규명

1 바이오 의약품 개발

1) 바이오 의약품의 성공적 개발의 핵심은 그 구조에 대한 상세한 정보와, 온도, pH, 이온강도, 교반, 얼림/녹임과 같은 환경적 스트레스에 대한 구조변화를 규명하는데 있음

2) 여러 가지 측면의 분자 구조 정보를 얻기 위해 비록 해상도가 낮더라도 다양한 실험기기를 사용하는 방법이 주로 사용됨

② 생물기반 분석법(biology-based assay, bioassay)

1) 바이오 의약품에 대한 동물이나 세포의 반응을 기반으로 한 분석법
2) 약학적 활성도 유지의 여부를 판정하는 방법으로 사용
3) 동물을 사용하는 방법 : 인슐린을 통해 실험동물의 혈당을 낮추거나, 성장호르몬의 투여로 중량을 늘리거나, 백신을 투여하여 특정 항체의 생산을 유도시키는 방법 등
4) 약물의 활성 평가를 위해 유전자 조작 형질전환 동물이 질병모델로 사용되기도 함
5) 약물에 대한 세포반응을 기반으로 한 분석법은 약물의 구조적 강도나 생물학적 활성을 평가하는 목적으로 사용 빈도가 증가하고 있음
6) 세포기반 분석법은 동물을 대체할 수 있는가에 대한 의문에도 불구하고, 신속성, 단순성, 정확성 등에 의해 그 사용이 점차 증가하고 있음

③ 면역분석법(immunoassay)

1) 면역분석법은 항원(예 : 단백질, DNA, 다당류)의 양을 항체로 검출하는 방법으로 면역혈청이나 단일클론항체를 사용함
2) 면역혈청은 동물에 분석하려는 거대분자나 거대분자 복합체를 투여한 후 동물의 혈액으로부터 얻음
3) 단일클론항체는 한 가지 항원 부위(epitope)에 대해 특이적임
4) 백신 투여에 의해 생성된 항체들을 측정하거나 생물 의약품을 검출하거나 정량하는데 이용됨
5) 항체나 항원은 쉽게 정량화 될 수 있는 성분의 양으로 표지되어야 하며, 표지법에는 형광이나 색깔을 나타내는 그룹을 붙이는 방법, 방사성 동위원소를 붙이는 방법(radioimmunoassay; RIA), 효소를 이용하는 방법(enzyme-linked immunosorbent; ELISA), 자성 물질을 이용하는 방법(magnetic immunoassay; MIA) 등이 있음

④ 기타 바이오 의약품의 특성 분석법

1) 전기영동법(electrophoresis)
2) 고성능액체크로마토그래피법(high-performance liquid chromatography)
3) 자외부/가시부 분광법(UV/vis spectroscopy)
4) 형광 분광법, 형광 공명 에너지 전달(fluorescence resonance energy transfer, FRET), 형광 비등방성(fluorescence anisotropy)
5) 원편광 이색성(circular dichroism)

6) 진동 분광학(적외선 분광법 및 라만분광법)
7) 산란, 유체역학(hydrodynamic), 열량 분석법
8) 거대 분자의 동력학적 분석

IV. 바이오 의약품의 분해

❶ 제제설계 및 제제설계이론

1) **제제설계**(formulation) : 약이나 백신으로 사용될 수 있도록 충분한 용해도, 안정성, 전달성을 부여하는 화학적 조성을 연구하는 것
2) **프리포뮬레이션**(preformulation) : 제형을 설계하는데 필요한 바이오 의약품의 분해의 물리화학적 특성을 분석하는 기초작업

❷ 물리적 분해(physical degradation)

1) **물리적 분해**는 분자 내부 또는 분자 간에 존재하는 비공유결합의 변화에 의해 특징지어짐
   ① 온도의 영향이 용매(물분자)의 열적 움직임과 단백질 내에서 다양한 분자 단위체의 내부 움직임에 가해지면 수소결합, 정전기적 결합, van der Waals 결합과 같은 단백질 구조를 안정화시켜주는 인력에 영향을 주어 분자 내 주요 결합의 약화로 일부 구조 변화를 나타낼 수 있음
   ② 용해형 소구체(MG, molten globule) 상태 : 단백질 구조 변화의 특별한 형태로 부분적인 2차 구조를 가지나 3차 구조를 갖지 않는 무정형 상태
2) 온도 이외의 단백질 분해에 중요한 요소 : pH, 염의 존재 등
3) 제제 설계의 목표는 단백질이 분해되는 속도 및 정도를 낮추는 것임

❸ 화학적 분해(chemical degradation)

1) 단백질 의약품들은 그 안에 있는 특정 아미노산들이 분해되기 때문에 화학적으로도 불안정함
2) 분해 반응은 단백질의 1, 2, 3, 4차 구조와 같은 내재적 요인과 pH, 온도, 완충용액, 첨가제 같은 외적 요인 모두에 영향 받음
3) 일반적인 분해 반응으로 탈아미드화, 가수분해, 산화, N- or O-acyl migration, β-elimination 등이 있음

V. 제제 설계

1 바이오 의약품 제제 설계

1) 액상 바이오 의약품의 주요 고려 사항 : 구조적 안정성 유지, 응집 억제, 화학적 분해 반응 억제
2) 제제화 과정의 첫단계는 '가속안정성(accelerated stability)' 프로토콜을 통해 불안정성 요인들을 파악함
3) 바이오 의약품의 기능에 영향을 주는 대표적인 스트레스는 온도, pH, 산화-환원 전위, 용질, 교반, 냉동/해동 등이 있으며, 실제의 저장 조건(예 : 2-8℃, 24-48개월)에서 의약품을 보관하면서 안정성을 평가하는 것이 가장 바람직함

2 바이오 의약품의 안정성 시험방법

1) 주요 분해 경로에 민감한 기법을 선정하여 시험
   ① 시차주사열량계(DSC)를 이용한 여러 pH에서의 열적 안정성 평가
   ② 크기배제크로마토그래피(SEC)를 이용한 스트레스 유도 응집 관찰
   ③ 고속액체크로마토그래피 질량분석법(HPLC-MS)를 이용한 H_2O_2에 의한 산화 및 높은 pH 조건에서 탈아미드 반응 관찰
   ④ 첨가제에 의한 특정 분해 반응의 억제 정도 평가
2) 물리적 분해 분석 기법
   ① pH 변화에 따른 분해 분석법 : pH 3~8사이에서 0.5 또는 1.0의 간격을 두고 변화를 측정함
   ② 온도 변화에 따른 분해 분석법 : 저온에서 고온으로(0-100℃) 온도를 높여가면서 변화를 측정함
   ③ 단백질 구조 변화 분석법 : 원편광 이색성(circular dichroism; 2차 구조), 고유 형광법(intrinsic fluorescence; 3차 구조), ANS 형광법(무극성 표면의 노출정도), 응집/분해 현상을 관찰하는 정적/동적 산란장치 등으로 스트레스에 대한 바이오 의약품의 물리적 상태 관찰
   ④ 스트레스에 대한 바이오 의약품의 동적 거동 변화는 동위원소 교환, UV 분광기, PP-DSC, 형광 비등방성(fluorescence anisotropy), 용질 소광법 등의 방법을 이용하여 분석함

3 바이오 의약품 제제설계 주의 사항

1) 바이오 의약품의 물리적, 화학적 구조와 동태에 영향을 주는 인자들을 종합한 후 안정성을 높일 수 있도록 제제 설계를 수행하며 필요한 경우 단백질 자체를 재설계함

2) 용액 상태의 생물 의약품 제형에서 가장 먼저 고려해야 할 사항은 완충용액이며 최상의 구조적 안정성과 용해성을 가지도록 선택함

4 분해 반응 조절을 위한 첨가제의 선택

1) 바이오 의약품의 주요 분해 반응을 조절하는데 필요한 첨가제 선택
2) GRAS(generally recognized as safe) 물질에 해당하는 화합물 및 고분자 중 선정
3) 원하는 효과를 얻을 수 있는 최소의 농도로 사용
4) 거대분자 물질의 응집 억제, 비정상적 결합 억제와 같은 구조적 안정성을 향상하기 위해 사용
5) 단백질의 양친매성에 의한 계면활성으로 공기/물 계면, 유리병 및 주사기 등 저장 도구의 표면에 대한 결합력 및 상호작용을 차단하기 위해 사용

VI. 바이오 의약품의 건조

1 바이오 의약품의 건조

1) 수분을 제거하고, 분자 간, 분자 내 유동성을 줄이는 작업을 통해, 바이오 의약품(단백질 의약품, 백신 등)을 최대한 안정화시키는 것이 가능하기 때문에 생물의약품의 건조가 필요함
2) 동결건조법(lyophilization)이 가장 많이 활용됨
3) 분무건조법 : 연속적인 과정으로 액체 상태에서 건조시키는 효율적 방법이지만, 공기/물 사이의 계면에서 단백질이 분해와 응집될 수 있는 문제가 있음

2 건조 제형 제조시 고려사항

1) 동결과 건조, 저장에서 안정성을 유지하기 위하여 각종 첨가제를 사용
2) 첨가제 적용
   ① bulking agent(만니톨, 글리신)는 동결건조된 케이크 형성에 도움을 주고, 케이크의 일부가 동결 건조기 밖으로 빠져나오는 'blow-out'을 막아줌
   ② 완충제, 안정제, T_c(붕괴온도) 상승을 위한 하이드록시에틸화 전분 화합물을 사용
3) 안정제
   ① 충분히 단단한 제형을 만드는데 필요
   ② 수분 함량과 분자 유동성, 그리고 건조된 거대분자 의약품의 물리적, 화학적 분해간의 복잡한 관계를 통해 안정제를 선택하고 제제 처방을 최적화 함

③ 비결정형이어야 하며 약물과 같은 상에 존재해야 함

④ 물리적, 화학적으로 반응하지 않아야 함

⑤ 효과적인 안정제로 백당(sucrose)이 있음

4) 완충제

① 제제 중 pH 완충제는 동결 과정 중 결정화 현상으로 pH를 변화시키지 않아야 하며 통상 최소한의 양만 사용함

5) 동결건조를 위한 거대 분자의 제제 설계 시 일반적인 규칙

① 완충제는 최소한의 양만 사용함

② 기타 염들은 반드시 필요할 때만 최소량만 사용함(용해도를 유지하기 위함)

③ T_g'(동결농축 유리전이온도)을 최대로 함

④ 동결건조의 1차 건조는 보통 T_g'이하의 온도에서 진행하고 2차 건조는 T_g(유리전이온도) 이하의 온도에서 진행함

VII. 백신의 제제 설계

1 백신 제제 설계

1) 백신의 제제 설계는 거대 분자들의 제제 설계 과정과 비슷함

2) 최적의 면역원성을 유지하는 것이 목표임

3) 약독화 바이러스와 같이 살아있는 항원의 경우 안정화제를 첨가하여 활성을 유지시킴

4) 단량체로 이루어진 재조합 단백질같이 약한 면역반응을 일으키는 항원은 면역증강제(adjuvant)를 함께 사용함

① 면역증강제로 알루미늄 염이 주로 사용되며 염 입자 표면에 항원이 흡착되어야 효과적임

② 백신 제제 설계의 첫 단계는 항원이 염 표면에 흡착되는 것을 연구하는 것임

21

고분자 과학

학 습 목 표

1. 고분자의 기본 개념 및 합성 원리
2. 고분자의 종류 및 특성
3. 고분자의 약학 및 약물전달 분야에서의 응용

I. 서론

1 고분자 응용

1) 제약 및 생체의료산업에서 천연 및 합성 고분자(polymer)의 응용 : 의약품 첨가제, 약물전달시스템

II. 고분자의 역사

1 고분자 역사

1) 흔히 고분자를 "플라스틱"이라고 부름
2) 플라스틱 가공 : 몰딩, 캐스팅, 압출, 연신, 열가공, 라미네이팅 등
3) 플라스틱 제품 : 플라스틱 부품, 필름, 필라멘트 등

2 의약학적 응용

1) 약물전달 제어, 인공장기, 경구용 제제의 첨가제(코팅제, 결합제, 교미제, 차폐제, 보호제, 약물전달체, 방출제어제 등), 표적수송, 경피흡수제(패치제의 지지체, 점착제, 약물 운반체), 단백질과 펩타이드의 제어방출(생분해성 고분자)
2) 일반 고분자와 약제학적 고분자의 차이점 : 생체적합성

III. 고분자 개요

1 고분자 개요

1) 고분자 : '많은 부분들'을 의미함
2) 정의 : 여러 개의 작은 반복 단위로 이루어진 거대분자(cf. 거대분자 : 거대한 분자, 반복되는 단위로 이루어질 필요 없음)
3) 단량체(monomer) : 고분자를 형성하는 반복 단위
4) 단량체의 결합수에 따라 이량체(dimer), 삼량체(trimer), 사량체(tetramer), 오량체(pentamer)로 부름
5) 올리고머(oligomer) : 30~100개의 단량체 단위

IV. 고분자 합성

1 부가 중합(addition polymerization)

1) 라디칼을 생성하는 성분이 개시제(initiator)에 의해 중합
2) 개시제(initiator) : 열, 빛, 화학물질 또는 방사선 조사에 의해 두 개의 라디칼을 갖는 물질로 분리되는 불안정한 분자
3) 개시(initiation) : 개시제의 라디칼이 다른 단량체의 이중결합을 공격하여 단량체 라디칼 생성
4) 전개(propagation) : 단량체 라디칼이 다른 단량체를 공격하는 과정의 연속으로 거대라디칼 형성
5) 거대라디칼 형성 중단 : 거대라디칼이 다른 거대라디칼과 반응하거나 불활성 물질과 반응
6) 특징 : 거대라디칼의 빠른 성장, 반응 초기 큰 분자량의 사슬이 형성될 가능성 높음
7) 이중결합을 가진 단량체는 부가 반응으로 중합될 수 있음
   (예 : 스티렌, 아크릴산, 아크릴아마이드 등)

2 축합 중합(condensation polymerization)

1) 단계 중합
2) 서로 다른 반응성의 관능기를 갖는 두 개 이상의 단량체들이 서로 상호작용함
3) 축합반응으로 부산물 생성
   (예 : 아민 잔기의 반응성 수소를 포함하는 단량체 + 카르복실기 잔기의 반응성 히드록시기 → 아마이드와 물(부산물) 형성, 반응성 수소 + 반응성 염소 → 염산(부산물) 생성)

4) 성장 : 각 단량체는 두 개의 관능기를 가지므로 반응생성물은 또 다른 단량체와 반응함
5) 특징 : 단계 반응, 작은 단위 종(species)이 형성된 후 결합되어 큰 분자량의 고분자가 만들어짐
6) 축합 중합의 예
   ① 나일론(diamine과 diacid chloride의 축합 중합)

V. 중합 방법

1 균일 중합

1) 벌크(bulk) 또는 용액 상태에서의 중합
2) 벌크 중합(bulk polymerization) : 단량체와 개시제로만 중합
3) 단량체의 특성에 따른 분류
   ① 수용성(water-soluble) 단량체 → 선형의 수용성 고분자
   ② 유용성(oil-soluble) 단량체 → 선형의 유용성 고분자

2 분산 중합

1) 현탁액, 유탁액, 역상 현탁액, 역상 유탁액에서의 중합
2) 물과 기름의 섞이지 않는 두 개의 상 : 분산상과 연속상으로 구성
3) 계면활성제 : 단량체(분산상)를 연속상에 분산, 연속상의 성질에 따라 선택, 연속상에 용해되어야 함
4) 팝콘 고분자(popcorn polymer) : 화학적 가교제를 사용하지 않고 얻은 가교 고분자(예 : 크로스포비돈(crospovidone))

VI. 공중합체와 고분자 블렌드

1 물리적 혼합과 화학적 반응

1) 물리적 혼합 또는 화학적 반응으로 고분자의 특성을 변형할 수 있음
2) 물리적 혼합 : 2상계
3) 화학적 반응 : 단일상계

❷ 공중합체

1) 공중합 : 한 종류 이상의 단량체가 관여하는 중합반응, 일반적으로 두 가지 단량체 포함
2) 동종중합체(homopolymer) : 한 가지 단량체로 이루어진 고분자
   (예 : 폴리에틸렌)
   -A-A-A-A-...-A-A-A-
3) 랜덤 공중합체(random copolymer) : 반응성이 유사한 두 가지 단량체의 중합에 의해 형성되는 공중합체
   -A-B-B-B-...-A-B-A-
4) 교대 공중합체(alternate copolymer) : 하나의 단량체가 다른 단량체에 우선적으로 결합되어 서로 다른 단량체가 서로 교대로 부가된 공중합체
   -A-B-A-B-...-B-A-B-
5) 블록 공중합체(block copolymer) : 단량체가 그 자신과 동일한 종류의 단량체에 더 잘 결합되는 경우 형성되는 공중합체
   (예 : 폴록사머(PEO-PPO-PEO))
   -A-A-...A-A-B-B-...-B-B-
6) 그라프트 공중합체(graft copolymer) : 한 고분자의 골격에 다른 단량체들을 접목시킴

❸ 고분자 블렌드

1) 두 가지 고분자를 혼합하거나 블렌딩하여 간단히 고분자의 특성 변경
2) 용융 또는 용액 상태에서 두 가지 서로 다른 고분자를 간단히 물리적으로 혼합

VII. 침투 고분자 네트워크

❶ 침투 고분자 네트워크

1) Interpenetrating polymer networks, IPNs
2) 두 가지 이상의 고분자로 이루어지나 단순한 물리적 블렌드는 아님
3) Semi-IPNs : 고분자를 다른 단량체 용액에 녹인 후 가교제 및 개시제를 첨가해 단량체를 중합, 가교시키면 가교된 고분자가 가교되지 않은 고분자에 침투된 구조가 얻어짐
4) 완전한 IPNs : 두 개의 서로 다른 단량체를 동시에 중합, 가교시켜 이중으로 가교된

고분자, semi-IPN 생성물의 가교되지 않은 부분을 화학적 가교제 또는 물리적 복합체로 더 가교시킨 고분자

VIII. 토폴로지 및 이성체

1 토폴로지(topology) 및 이성체(isomerism)

1) 고분자의 토폴로지(topology) : 선형, 가지형, 가교형 고분자 구조
2) 선형 : 약한 분자간 힘이 고분자 사슬 연결, 자유로운 사슬 이동, 낮은 녹는점, 고체 상태에서 결정성과 녹는점 증가
3) 가지형 : 곁가지에 의한 입체 장애로 움직이기 어려우나 분자간 힘이 약해 쉽게 움직일 수 있음, 선형 고분자에 비해 용매침투성 우수
4) 가교형 : 사슬이 화학적으로 연결됨, 가교 정도에 따라 움직임을 제한 받음, 사슬이 움직이기 전 고온에서 분해됨, 선형 고분자가 가교되면 팽윤성을 얻게 되나 용해도는 감소됨, 용매에서 팽윤되며 그 정도는 가교제 양에 반비례

IX. 열가소성 및 열경화성 고분자

1 열가소성 고분자(thermoplastic polymer)

1) 선형 또는 가지형 구조의 고분자
2) 고체 상태인 고분자에 열을 가해주면 흐를 수 있음
3) 열용융과 고형화(solidification) 과정이 무한히 반복될 수 있음
4) 용융될 수 있으며 압축성형, 사출성형, 열성형과 같은 공정에 유용
   (예 : 폴리스티렌, 폴리에틸렌, 폴리염화비닐)

2 열경화성 고분자(thermoset polymer)

1) 개시제와 열을 가하거나 열만 가했을 때 내부 관능기에 반응이 일어나 형성되는 가교된 고분자
2) 고분자의 흐름 특성이 열에 비의존적
3) 일단 열경화성 고분자가 형성되면 더 이상 열에 의해 연화되지 않고 열을 더 가하면 분해됨
4) 가역적 용융과 고형화가 없음, 열저항성 고분자가 요구되는 경우 유용

X. 고분자의 특성

1 결정 및 무정형 고분자

1) 고분자의 구조는 매우 불규칙해서 열역학적으로 결정 형성 불가능 → 비결정형(무정형)의 유리상
2) 무정형 구조의 형성 : 고분자 용융물의 급냉(quenching), 고분자 구조의 불규칙성
3) 무정형 또는 유리상 고분자의 융점 : 넓은 온도 범위에 걸쳐 부드럽게 나타남
4) 분자간 상호작용의 증가로 고분자의 결정성 증가 : 강도와 굳기 증가, 광학적 특성 변화 (투명 → 불투명)
5) 결정성은 고분자의 차단효과를 증가시키나 약물을 방출시킬 때는 무정형 고분자가 선호됨
6) 결정성의 요인 : 토폴로지(선형 vs. 가지형), 이성체(isotactic vs. atactic), 분자량, 분자간 힘, 펜던트 그룹 크기, 냉각속도, 신장모드(단일축 vs. 이축)
7) 비등방성(anisotropy) : 결정성 또는 결정 영역을 포함하는 고분자의 고유한 특성, 결정셀의 가로 및 세로 방향에 따라 서로 다른 특성을 나타냄

2 열전이(thermal transitions)

1) 용융점(T_m) : 고분자의 1차 열전이, 결정이 용융되면 고체가 액체로 되면서 고분자의 부피 증가
2) 유리전이온도(T_g) : 고분자의 2차 열전이, 무정형 고분자의 부피는 넓은 온도 범위에 걸쳐 변함
3) 고분자의 T_m과 T_g : 고분자 사슬의 결정 부분과 무정형 부분의 구조적 이동을 반영

3 유리전이온도

1) 유리전이온도(T_g) : 분자 운동의 표현, 물질의 절대적 성질은 아님, 고분자 사슬의 움직임에 영향을 주는 인자에 의해 영향을 받음
2) 유리전이온도 이하 : 부서지기 쉬운 상태는 아니나 단단하고 뻣뻣한 유리상(glassy)
3) 유리전이온도 이상 : 고무이며 흐를 수 있음
4) 고형 제제의 설계 : 저작정에 사용되는 고분자 첨가제는 구강 내 온도에서 연화되어야 함(니코틴 검)
5) 고분자의 유리전이온도에 영향을 주는 인자 : 자유부피(고분자 사슬 말단의 빈 공간), 고분자 사슬 길이, 고분자 사슬의 측쇄기, 고분자 사슬 유연성, 고분자 사슬 분지(branching), 가교도, 가공속도, 가소제

❹ 가소화된 고분자

1) 가소제 첨가 : 고분자 사슬간의 상대적 움직임 촉진, 유리전이온도 감소, 유연성 및 가공성 향상

❺ 분자량

1) 수평균분자량(M_n) : 고분자의 사슬 수에 의한 분자량 평균값
2) 중량평균분자량(M_w) : 고분자의 사슬 중량(사슬 크기)에 의한 분자량 평균값
3) 다분산성(polydispersity, PD) : 중량평균이 수평균으로부터 얼마나 벗어나는지 나타나며 그 값이 1에 가까울수록 단분산에 가까우며 모든 고분자 사슬의 크기가 거의 같다는 것을 의미함

❻ 기계적 특성

1) 고분자의 구조, 분자량, 분자 내 힘에 따라 다르게 저항
2) 신장-인장강도, 압력-압축강도, 구부러짐-굽힘강도, 갑작스러운 힘-충격강도, 역학적 부하-피로

❼ 점탄성(viscoelasticity)

1) 점탄성 물질 : 에너지를 저장해서 탄성 거동을 나타낼 수도 있고 동시에 이를 소멸시켜 점성 거동을 나타낼 수도 있음
2) 점탄성 거동 : 유리전이온도 이하에서 고체처럼 거동, 유리전이온도 이상에서는 액체처럼 거동
3) 점탄성 평가 : 크리프 시험(creep test), 응력완화 시험(stress relaxation test)

❽ 분자량과 고분자 특성

1) 분자량이 증가함에 따라 고분자의 기계적 특성이 증가하며 고분자 용융물 및 용액의 취급은 어려워짐
2) 엉킴(entanglement) 현상
   ① 분자량 증가에 따른 고분자의 기계적 특성 증가의 원인
   ② 흐름성에 영향
3) 분자량이 증가할수록 사슬의 엉킴 경향은 커지며 용융 또는 용액상태에서 흐름성 감소

XI. 다양한 고분자들

1 고무

1) 독특한 연신율 가짐, 파괴되지 않고 잘 늘어남, 가혹조건에서 정적 또는 동적 하중에 의한 부하 견딤
2) 이중결합이 있는 고무 : 산화 및 오존화 되기 쉬움, 이중결합이 없는 고무 : 날씨에 대한 내구성 우수
3) 실리콘 : 불활성 고무, 생체의료 분야의 내구성이 요구되는 부분에 사용
4) 고무의 경화(curing) : 고무에 경화제 첨가 후 고온, 고압에서 경화 또는 가교시킴

2 플라스틱

1) 유리전이온도가 실온보다 높음
2) 플라스틱 부품 : 용융상태에서 사출 성형, 압출, 열성형 기술에 의해 제조
3) 포장재 : 저렴하며 구조적으로 약함
4) 플라스틱의 저항성 증가 : 골격에 탄소 이외에 질소, 규소, 산소 등 다른 원소 포함

3 섬유

1) 섬유 제품용 고분자 : 매우 좁은 용융점을 갖는 결정형 구조 가짐, 용융 및 방적 가능
2) Kevlar 섬유 : 방탄재킷 섬유로 강한 분자간 인력을 가짐

4 점착제와 코팅제

1) 택크(tackiness)와 점착성(adhesiveness) 특성 요구
2) 점착력(제2의 물질과의 상호작용)과 응집력(자신끼리의 상호작용)의 균형 필요
3) 고분자의 분자량이 증가함에 따라 표면적 증가로 같은 또는 다른 분자간 상호작용 증가
4) 분자 내 응집력 조절 : 분자량, 결정도, 2차 물질(가소제, 오일 등)의 첨가
5) 코팅 : 적용될 매트릭스가 보통 에멀젼 형태의 고분자 물질에 의해 완전히 도포됨

XII. 유동성 조절제로서 고분자

1 유동성 조절제로서 고분자

1) 고분자 용액의 점도 증가 : 부하를 가해 사슬의 말단간 거리를 증가시킴
2) 사슬의 길이가 길어질수록, 고분자 사슬과 용매간 상호작용이 클수록 고분자 사슬 말단간 거리 증가
3) 용매가 물인 경우 : 친수성 고분자가 적합
4) 용해 또는 팽윤 매질이 유기용매인 경우 : 지질친화성 고분자가 적합
5) 검(gum) : 친수성과 큰 분자량 때문에 수용액이나 분산계의 점도를 증가시키는 데 적합

XIII. 하이드로겔

❶ 하이드로겔

1) 정의 : 물을 넣었을 때 급속히 팽윤하여 그 구조 안에 과량의 물을 보유할 수 있는 수상 겔 네트워크
2) 형성 원인 : 친수성 고분자의 화학적 결합에 의한 가교나 이온간 상호작용, 수소결합, 소수성 상호작용
3) 특징 : 장기간 부하를 가한 후에도 원래 형태로 되돌아 갈 수 있는 탄성체와 같이 거동
4) 하이드로졸 : 선형 고분자 수용액
5) 비이온성 고분자 구조의 팽윤 추진력 : 고분자와 용매간 상호작용
6) 이온을 포함한 하이드로겔의 팽윤 추진력 : 삼투압, 정전기적 힘
7) 초붕해제(superdisintegrants) : 제형이 적절히 붕해되도록 보조하기 위해 사용되며 친수성 또는 이온성 구조에 의해 생성되는 삼투압에 의한 팽윤에 기인
(예 : sodium starch glycolate, 가교된 poly(vinyl pyrrolidone)(Crospovidone), 가교된 sodium salt of carboxymethyl cellulose 등)
8) 가교의 성질에 따른 분류 : 화학적 겔, 물리적 겔

❷ 화학적 겔

1) 공유결합으로 가교된 겔
2) 물이나 유기용매에 용해되지 않음
3) 열팽윤성 화학적 겔 : 따뜻한 용매에서 더 잘 팽윤
4) 열수축성 화학적 겔 : 온도가 증가하면 수축, 비교적 소수성 단량체로 구성

❸ 물리적 겔

1) 수소결합, 소수성 상호작용, 복합체 형성에 의해 형성된 겔

2) 하이드로겔 구조 내 소수성 그룹이 더 많이 존재할수록 팽윤의 온도의존성은 커짐
3) 소수성 그룹의 증가 : 용해-불용성 전이 또는 팽윤-비팽윤 전이는 더 낮은 온도로 이동
4) Methylcellulose, hydroxypropyl methylcellulose, 특정 PEO/PPO/PEO triblock copolymer : 냉수에서만 녹아 점성 용액을 형성하며 용액의 온도가 특정 부근까지 상승하면 겔을 형성하여 점성이 더욱 증가함
5) 복합체(complexation) : 서로 반대전하를 갖는 두 고분자 또는 금속이온을 통해 형성

4 반응성 하이드로겔

1) pH, 온도, 염 농도, 염 종류, 용매 조성, 압력과 같은 외부 환경 인자에 반응
2) 센서나 약물전달제어시스템 제조시 적용

XIV. 약학에 사용되는 고분자

1 약학용 고분자

1) 약제학적 용도 : 결합제(첨가제 결합), 약물 보호, 맛 차폐, 방출제어, 표적수송, 생체이용률 향상, 유동성 조절제(점도 조절), 현탁제 안정화, 이식제 등
2) 제제학적 고분자의 특성 : 필름형성(코팅제), 점증(유동성 조절제), 겔화(방출제어), 점착(결합제), pH 의존성(제어방출), 유기용매에서의 용해도(맛 차폐), 차단성(보호 및 포장) 등

2 셀룰로오스계열 고분자

1) 셀룰로오스 자체는 수불용성이나 수용성 유도체는 제형 개발에 널리 사용
2) Methyl cellulose, carboxymethyl cellulose, hydroxypropyl methylcellulose 등

3 친수콜로이드

1) 검(gum) : 친수성, 다양한 관능기, 긴 고분자 사슬
2) 검의 제제학적 용도 : 코팅, 안정화, 후화, 결합, 가용화, 붕해 등
3) 검은 물과 수용액에서 다른 거동을 나타냄, 거의 대부분 점증 특성을 나타내며 일부는 겔화됨
4) 구아검은 우수한 점증 특성을 나타내는 반면 알긴산 및 키토산은 이온 존재시 겔화됨

5) 다당류 및 그 유도체 : 겔화 특성으로 지연방출 제제의 방출속도 조절제로 사용

6) 알긴산

① Mannuronic(M)과 guluronic(G) acid의 두 building block으로 이루어진 선형 다당류

② 음이온성 고분자로 양이온 존재하에서 겔화 특성 제공

③ 겔의 기계적 특성은 G/M 함량, 이온의 종류(1가, 2가, 3가) 및 이온 농도에 의해 결정

7) 카라긴난

① Galactose와 anhydrogalactose의 황화 선형 다당류

② K^+ 존재 혹은 locust bean gum과 혼합했을 때 단단하고 깨지기 쉬운 겔 형성

③ 특정 환경에서 겔화 특성을 나타내기 때문에 약물의 제어 방출 수송체 제조에 사용

8) 키토산

① 천연 양이온성 고분자로서 새우, 게, 가재의 껍데기에서 얻을 수 있음

② 겔화 및 점착 특성으로 제어수송 제제와 점막점착성 제제의 부형제로 연구

③ 음이온성 고분자와 점탄성의 다가 전해질 복합체 형성

9) 펙틴(pectin)

① 특정 조건의 수용액에서 겔 형성(예 : 3.5 이하의 낮은 pH 조건)

② 현탁화제 및 후화제로 사용

③ 결장의 미생물에 의해 특이적으로 분해되어 결장-표적 수송체에 사용

10) 잔탄검

① 고도로 분지된 glucomannan 다당류로 산성 조건에서 안정성 우수

② 후화를 목적으로 용액과 현탁제에 사용하며 전단박하 유동을 나타냄

③ Locust bean gum과 혼합 시 겔 형성하여 약물의 제어 방출을 위해 사용

11) 히알루론산

① N-acetyl-D-glucosamine과 beta-glucuronic acid로 구성

② 관절염, 안과수술 및 외과 상처회복을 촉진시키기 위한 체액 보충제로 사용

③ 생체적합하고 비면역원성이며 눈, 비강, 폐, 주사, 피부 경로의 약물운반체로 사용

12) 아라비아검, 아카시아검, 젤란검 등

① 팽윤제, 정제의 결합제, 유동성 조절제 등 약제학적 제형에 사용

② 겔 형성 능력으로 결장 특이적 약물 전달 및 지연 방출 제제에 사용

③ 선형 검은 분자간 수소결합 부위가 많아 우수한 필름 형성능을 가짐

XV. 약물전달에서의 고분자

❶ 서론

1) 제제학적으로 고분자는 맛 차폐, 방출 제어, 안정성 향상, 생체이용률 개선 등에 사용

❷ 합성 고분자

1) 양이온성 고분자 : 보호 목적의 코팅에 사용
2) 음이온성 고분자 : 장용코팅을 위한 필름 형성제로 사용
3) 중성 고분자 : 수불용성 또는 pH 의존적 팽윤 특성을 나타냄

❷ 생분해성 고분자

1) 천연 생분해성 고분자(다당류와 단백질에 기초)와 합성 생분해성 고분자 (예 : polyethylene glycol)
2) 침식(erosion) : 생분해 또는 팽윤에 의해 일어남
3) 고분자의 침식을 이용하여 제형으로부터 약물의 방출제어 가능
4) 고분자 매트릭스가 표면부터 침식되면 포함된 약물은 침식속도에 따라 방출됨
5) 전체적인 침식이 일어날 경우 훨씬 더 빠른 약물 방출을 보임
6) 생체 내에서 분해되지 않는 침식성 고분자 : 약물 방출은 고분자의 팽윤에 의해 조절됨

❸ 이온 교환 수지

1) 특징 : 수성 매질에서 팽윤되고 복합체를 형성할 수 있는 이온화 그룹을 갖는 고분자
2) 약산성 수지 : methacrylic acid(COOH 포함)를 단량체로 divinyl benzene(DVB)에 의해 가교된 고분자로 제조
3) 강산성 수지 : 수불용성이며 물에 대한 친화도를 위해 술폰화된 styrene을 단량체로 사용, DVB로 가교
4) 양이온교환수지 : carboxyl 또는 sulfate 그룹을 포함하는 음이온성 고분자
5) 음이온교환수지 : 4급 암모늄 그룹을 가지며 음이온을 교환할 수 있음
6) 양이온성 또는 음이온성 약물은 이온 구조 때문에 이온교환수지 내에서 복합체 형성 가능

22

의약품 배합 조제

학습목표

1. 배합 조제(compounding)의 기본 개념
2. 풍해성, 흡습성, 그리고 용해성 있는 물질의 취급
3. 배합 조제 시 염(salt)과 ester의 장점 논의, 최적의 형태 제안
4. 배합 조제에 사용되는 무기 물질들의 용해도와 호환성 설명
5. 역가(potency) 지정 물질의 양을 결정하기 위한 계산
6. 복합 유기 분자 제제화의 난제

Ⅰ. 서론

1 배합 조제

1) 환자 개개인의 필요에 맞춰 약물 성분들을 혼합, 변경하는 것을 말함
2) 배합 조제 의약은 상용화되는 의약품으로 맞추기가 불가능한 약물 용량 강도(dose strength)를 나타내는 데 필요한 약물 복용량 조절을 위하여 만들어짐
3) 배합 조제가 유용한 경우
   ① 약물 복용량 조절이 필요한 경우(사용되는 의약품에 해당 복용량이 없거나, 약물의 용량 강도가 알려져 있지 않은 경우, 또는 환자 개개인 필요에 따라 용량 주입이 필요한 경우)
   ② 환자의 입장에서 상용화되어 판매되는 의약품의 투여경로에 제한되기보다 그와 다르게 투여될 수 있는 약제형을 필요로 하는 경우
4) 배합 조제를 하는 약사는 제약과학의 지식을 활용하여 환자 맞춤형 조제 의약품을 조제하고, 이는 임상 약학을 더 현실화시키는 것이라고 볼 수 있음
5) 임상 약제학(Clinical Pharmaceutics)

① 임상 약제학은 약제학의 특이적인 기본지식들을 환자와 임상 상황에 적용하는 것
② 약물 자체는 환자에 투약될 수 있는 형태(제형)로 제조될 때까지는 단순한 화학 물질이며 배합 조제하는 약사는 "제형(dosage form)"에 포함된 거의 모든 성분들이 환자에게 투약된 후 임상 결과를 변경할 수 있다는 점을 인지해야 함

Ⅱ. 물리적 특성

1 배합 조제/제제화에 직접 적용되는 물리적 특성

1) 물리적 상태, 현미경적 검사, 기화열(혹은 증발열; heat of vaporization), 녹는점 내림, 상률(phase rule), 입자 크기, 다형성(polymorphism), 용해도, pH, 용출(dissolution), 막 투과도, 분배 계수 및 pKa/해리 상수(dissociation constant) 등

Ⅲ. 수화물 및 용매화물

1 포장, 저장, 무게측정

1) 용매화물(solvates)과 수화물(hydrates)은 습기가 손실되거나 늘어나지 않도록 잘 닫혀진 용기에 포장
2) 무게 측정 절차중 짧은 시간을 제외하고, 항상 기밀용기(tight containers)에 보관
3) 지시된 온도에서 화학 물질을 저장하고 매우 높은 습도에 대한 노출을 최소화

2 분말의 특성

1) 흡습성 분말(hygroscopic powders): 공기 중에서 습기를 흡수하는 경향이 있는 것
2) 용해성 분말(deliquescent powders): 공기 중의 습기를 흡수하고 액화까지 되는 것
3) 풍해성 분말(efflorescent powders): 분말의 결정수(water of crystallization)를 포기하고 심지어 습한 반죽이 될수도 있는 것

3 분말의 수분과 용제

1) 화학 구조 또는 실험식(empirical formula)에 분자내 수분이 나타나 있지 않은 경우, 분말의 수분 및/또는 용제 함량과 관련된 시험항목은 "건조 시 손실 실(건조감량, Loss on Drying)" 과 "잔류 용매"임
2) "건조 시 손실(건조감량, Loss on Drying)": 물을 포함한 모든 종류의 휘발성 물질이나 증발되는 물질의 양을 시험
3) 많은 물질들은 수화물형태 혹은 흡착 형태(absorbed form)로 수분을 함유
4) 수분 함량은 일반적으로 적정(titrimetric) 방법, 공비(azeotropic) 측정 또는 중량 측정(gravimetric) 방법에 의해 결정

5) 잔류 용매(Residual Solvents): 유기 휘발성 물질(알코올 포함)이며 약물 기질, 약품의 제조, 또는 조제에 사용, 일반적으로 잔류 용매는 일반적인 기법에 의해서는 완전히 제거되지 않음

Ⅳ. 유기 염

1 염

1) 물에서의 용해도에 한계가 있는 약물은 종종 "염(salts)"형태로 만들어지고 이를 통해 수용해도가 증가 (예: sodium salicylate는 약산인 살리실산(salicylic acid)과 강염기인 수산화 나트륨(sodium hydroxide)로부터 만들어진 salt form
2) 염의 형태를 사용함으로써 약의 안정성을 향상시킬 수 있고, 여러 속성들이 변화되어 제형을 생산하는 공정이 보다 수월하게 될 수 있음

Ⅴ. 유기 에스테르

1 에스테르

1) 에스테르는 R-C-O-R1의 일반식을 갖는 화합물
2) R과 R1은 동일하거나 다를 수 있고 지방족(aliphatic) 또는 방향족(aromatic)
3) 에스테르는 알코올 한 분자와 유기산 한 분자의 탈수(dehydration) 현상을 통해 형성될 수 있음 (예: 에탄올은 아세트산과 반응하여 에스테르인 ethyl acetate를 형성)

2 에스테르 형태의 이점

1) 에스테르는 용해도, 안정성, 투여 후 분해에 대한 저항성 및 약물전구체(prodrug)로서의 사용을 포함하는 여러 이유로 제조 (예: 클로람페니콜(chloramphenicol)은 수용성이 낮지만, 클로람페니콜 succinate ester는 약물의 수용성을 증가시키고 주사투여를 용이하게 함. 또한, 클로람페니콜 succinate ester는 불활성이지만 가수분해되어 활성을 가진 클로람페니콜을 방출함)
2) 약물전구체(prodrug)의 에스테르 결합은 투여후 신체의 여러 부분에 존재하는 esterase에 의해 에스테르 결합이 절단되어 활성부분을 방출함
3) 카르복시산 에스테르(carboxylic acid esters)는 약학에서 흔한 중성의 액체 또는 고체이며, 물에 의해 천천히 가수 분해 될 수 있고 산이나 알칼리에 의해 빠르게 분해될 수 있음
4) 일부 단순한 에스테르는 물에 용해되지만 4개 이상의 탄소 원자를 가진 것은 물에

거의 녹지 않음

5) 화합물의 이름을 보고 그 약물이 염인지 에스테르인지를 판단할 수는 없음 (예: Cefuroxime axetil은 에스테르의 예)

VI. 무기염(Inorganic salts)

1 비호환성(Incompatibilities)

1) 비호환성이란 물질이 다른 물질이나 물리적 힘의 영향권과 접촉할 때 그 정체성을 유지하거나 고유한 성질을 행사할 수 없는 경우를 의미
2) 바람직한 비호환성의 예: 발포성 염을 물에 첨가
3) 바람직하지 않은 비호환성의 예: 가수 분해 및 약물 분해를 일으키는 pH 변화
4) 물리적 비호환성: 불용성, 비혼합성, 열, 압력, 냉각, 빛, 충돌(격렬한 반응)
5) 화학적 비호환성: 가수 분해, 응축, 산화, 환원, 침전, 가스 발생, 열 방출, 열 흡수

2 무기염의 용해도(Solubility of inorganic salts)

1) 이온 화합물의 양이온과 음이온 모두 1가인(NaCl, LiBr, KI, NH_4NO3, $NaNO_2$) 경우, 용질-용질 인력이 쉽게 극복되어 일반적으로 수용성
2) 이온 화합물에서 두 이온 중 하나만 1가인($BaCl_2$, MgI_2, Na_2SO_4, Na_3PO_4) 경우도 용질-용질 상호 작용 극복, 수용성
3) 양이온과 음이온이 모두 다가(multivalent)이면, 용질-용질 상호 작용 커서 용질-용매 상호 작용에 의해 극복되기 어려우며 화합물 수용성 낮을 수 있음($CaSO_4$, $BaSO_4$, $BiPO_4$)
4) 알칼리 금속(Na, K, Li, Cs, Rb)의 일반 염 형태는 일반적으로 수용성(Li_2CO_3는 예외)
5) 암모늄 및 4차 암모늄염은 수용성
6) 질산염, 아질산염, 초산염, 염소산염, 젖산염은 일반적으로 수용성
7) 황산염, 아황산염, 티오 황산염은 일반적으로 수용성
8) 염화물, 브롬화물, 요오드화물은 수용성(은염과 수은 이온은 예외)
9) 불용성 염에 해당하는 산성 염은 원래의 염보다 수용성 높을 것임
10) 알칼리 금속 양이온 및 암모늄 이온 이외의 화합물의 수산화물 및 산화물은 일반적으로 물에 녹지 않는다.
11) 황화물은 알칼리 금속 염을 제외하고는 물에 녹지 않는다.
12) 인산염, 탄산염, 규산염, 붕산염, 차아염소산염은 알칼리 금속염과 암모늄염을 제외

하고는 물에 녹지 않는다.

VII. 역가 지정 성분(Potency-designated ingredients)

1) 일부 항생제, 내분비계 산물, 생명공학 유래 제품 및 생물학적 제제를 포함한 일부 API의 경우, 역가는 활성에 기반을 두고 활성 단위, 밀리그램 당 마이크로그램 또는 기타 표준 측정용어로 표시

① 역가가 설명된 물질의 예(표 22-4): amikacin sulfate, amphotericin B, gentamicin sulfate, heparin sodium, insulin human, nystatin, tobramycin, tobramycin sulfate

② USP 통칙(General Notices)에서 설명하는 생물의약품(biologicals) 역가 단위: 화학적, 물리적 방법으로 특성 규명을 완전히 할 수 없는 물질의 경우, 역가의 생물학적 단위로 활성 양을 표현할 필요가 있으며, 권위 있고 지정된 표준품 기준에 의해 정의. 국제 생물 기준 및 국제 생물 표준품 제조를 위해 세계보건기구(WHO)가 정의한 생물학적 효능 단위를 국제 단위(IU)라 함.

VIII. 복합 유기 분자(Complex organic molecules)

1 안정화(stabilization)

1) 복합 분자/단백질 제제를 위한 안정화제

① 아미노산: alanine, arginine, aspartic acid, glycine, glutamic acid, leucine

② 항산화제: 아스코르브산, cysteine hydrochloride, glutathione, thioglycerol, thioglycolic acid, thiosorbitol

③ 킬레이트제: EDTA salts

④ 지방산: choline, ethanolamine, phosphatidyl

⑤ 단백질: human serum albumin

⑥ 금속이온: Ca^{++}, Ni^{++}, Mg^{++}, Mn^{++}

⑦ 다가 알코올: 에틸렌 글리콜, 포도당, 젖당, 만니톨, 프로필렌 글리콜, 솔비톨, 수크로오스, 트레할로오스

⑧ 고분자: 폴리에틸렌 글리콜, 포비돈

⑨계면활성제: poloxamer 407, polysorbate 20, polysorbate 80

② 제조(preparation)

1) 생명공학적 제제로 작업할 때 필터를 사용하면 약물 일부가 손실될 수 있음
2) 용기에 단백질이 흡착되어 약물 손실: 실리콘화하거나 알부민 사용하여 최소화할 수 있음

③ 물리화학적 고려사항(physicochemical considerations)

1) 교반 또는 거품형성(frothing)이 제제의 안정성에 미치는 영향
2) 고분자량 및 응결 가능성(구조의 작은 변화는 활성 변화를 가져올 수 있음)
3) 표준품의 기준에 비교하여 효능 결정
4) micropipettes의 사용(빈번한 검량(calibration) 필요할 수 있음)
5) 동결건조 제제보다 낮은 안정성을 가질 가능성
6) 제품과 유리 vial 내벽 및 탄성 마개와의 상호 작용
7) 다회투여 제품이 다른 제품과 섞인 경우 방부제의 효과
8) 잠재적인 면역원성

④ 포장(packaging)

1) 배합 조제 후 포장 및 저장에 사용되는 용기는 신중하게 선택
2) 오랜 기간 보관할 경우 USP type I glass를 포장재로 사용해야 함
3) 호환 가능하고 유연하며 미립자 수준이 낮고 흡착, 흡수 및 침투 문제가 거의 없는 뚜껑과 마개 선택

⑤ 저장/라벨링

1) 의약품의 권장 보관온도: 상온, 냉장 온도, 동결, 초동결 온도
2) 동결은 특정 제품 활성에 영향을 미치며, 재용해 후 화학적, 물리적 또는 미생물학적 불안정성 때문에 유통 기한 짧을 수 있음

⑥ 안정성(stability)

USP/NF 최신판에 화학적, 물리적, 미생물학적 안정성 정의. 응결, 변성, 침전에 의한 분해현상으로 제제의 물리적 안정성 문제

IX. 제조업체 생산 의약품(Manufactured products)

1 활성 약물 원료로서의 제조업체 생산 의약품

1) 상용 제품을 활성 약물의 공급원으로 사용하면 벌크 약품 물질을 사용하는 것보다 환자에게 더 높은 처방 비용 발생
2) 첨가제는 최종 복합제제 효능, 안전성, 안정성, 검출 역가에 미치는 영향이 고려되어야 함
3) 용액을 약물 공급원으로 사용하는 경우, 용액의 pH와 혼합된 제제의 pH를 알아야 하며, 현저한 pH 차이가 있다면 약물 및 제제의 용해도와 안정성 변할 수 있음
4) 상용화된 약품 내 완충액의 존재는 최종 배합 제제의 pH에 영향
5) 상용화된 제품을 써서 큰 batch로 혼합하기 전에 제품 역가를 분석해보는 것이 좋음
6) 서방출, 지연방출, 반복 작용, 표적 방출 등 조절 방출 제형은 배합 조제로서 사용 적합성이 문서로 명시되어 있지 않는 한 사용되어선 안 됨
7) 시판 의약품이 배합 조제에 사용되는 경우 제조업체 및 로트 번호 기재
8) 활성 약물의 필요량을 제공하기 위해 사용해야 하는 상용 제품의 양이 제한 요인(비실용적)인 경우가 있음

2 제조사 의약품 사용을 통한 규격 외 배합 조제(out-of-specification compounding)

1) 환자를 위한 배합 조제 시 제조업체에서 생산되는 제품을 활성 약물 원료로 사용하는 경우, 약사는 최종 배합 제제가 USP 기준을 충족하는지 여부를 알지 못함

X. 외형적 특징과 맛(Appearance and Palatability)

1 향미제(Flavoring Pharmaceuticals)

1) 향미 기법은 주로 경구 투여를 위해 복용되는 액상 제제, 씹어 먹는 츄어블 제형, 구강 붕해 용출 제형에 적용
2) 향미제는 지용성 또는 수용성 액체 및 건조 분말로 구성될 수 있으며, 대부분 약물 담체에서 희석
3) 향미제는 빛, 온도, head space oxygen, 물, 효소, 오염물질 및 기타 제품 구성성분들에 노출된 결과로서 분해될 수 있으므로 신중하게 선택하고 안정성 검사해야 함

② 감미제(Sweetening Pharmaceuticals)

1) 수크로오스 외에도 인공 감미료가 식품과 의약품에 사용되었으며, 일부 액체는 글리세린과 솔비톨 용액을 포함, 단맛을 더함

③ 착색제(Coloring Pharmaceuticals)

1) 고유한 색상을 지닌 성분과 착색제로 사용되는 염료 사이에는 구별이 있어야 함
2) 제제가 생산될 때마다 사용하는 착색제의 정확한 양이 재현가능해야 함
3) 액상 의약품에 사용할 염료를 선택할 때 착색될 제제의 pH값과 pH 안정성 고려

XI. 보존제(Preservatives)

1) 화학적, 물리적 분해에 대한 제제 안정화 필요성 이외에도, 일부 액상제제 및 반고형 제제의 경우 보관 및 사용 전반에 걸쳐 적합성을 유지하기 위해 항균 보존제 필요
2) FDA에서는 의약품 개발 과정에서 최저 유효 농도의 항균 보존제 사용 권고하며, 항균 보존 효과 시험 USP <51>에 따라 그 효과가 입증되어야 함

23

의약품 첨가제

Ⅰ. 도입

❶ 첨가제

1) 치료 및 진단 제품에 의도적으로 첨가된 성분으로, 보통 제형에서 API (active pharmacpha ingredient) 나 다른 첨가제와 상호 작용하지 않으며 약리학적/독성학적 활성이 없는 API 이외의 모든 성분을 말함

❷ 첨가제의 선택

각 제형(주사제, 경구용 액제, 경구용 고형제 등)의 물리화학적 특성
사용 가능한 첨가제의 물리화학적 성질 및 제형의 의도된 목적(피부에의 적용, 흡입 또는 경구 섭취 등)에 기반

❸ 첨가제 사용 이유

1) 맛과 형태를 좋게하여 복약순응도 향상
2) 분말의 흐름성 개선(유동화제)

3) 타정 시 정제 사출 과정 도움(활택제)
4) 약물의 흡수, 방출 또는 의도된 신체의 부위에 API를 운반하는 매개체 역할
5) 정제의 붕해를 도와 약물이 신속하게 용해되어 혈류에 빠르게 도달하도록 도움
6) 의약품의 안정성 보호
7) 의약품 식별

Ⅱ. 첨가제는 조제 약품용 물질에서 복수의 기능을 가질 수 있다

1 첨가제의 기능이 바뀌는 경우

1) 첨가제의 사용된 양
2) 제제의 유형
3) 첨가제의 물리적 또는 화학적 형태
4) 투여 경로 및 제형의 수명 단계
(즉, 선반 보관 중, 환자에게 투여 직후, 용출 시험 중 등)

Ⅲ. 경구용 고형 제형

1 경구용 고형 제형에 사용되는 첨가제의 중요 특성

1) 균일성
균일한 분말 혼합물을 만들기 위한 혼합
2) 혼합 후 분리
혼합 후 분리를 방지하기 위해서는 입자의 부착력이 필요하며, 분리를 막는 방법 중 하나로 모든 성분의 입자 크기 범위를 거의 동일하게 해주는 방법이나 습식 과립화 기술이 있다.
3) 흐름성
입자가 구형이거나 큰 입자일수록 입자가 쉽게 흐를 수 있다.
분말의 흐름을 위해 콜로이드성 이산화규소 사용
4) 압축성
분말은 압축 과정에서 가소성 변형을 거칠 수 있어야 제조된 정제가 정제 펀치(punches)와 다이(die)의 형태를 유지하게 된다.
너무 높은 압축력은 탄성 반발을 초래하여 "캡핑(capping)"현상으로 나타남

일반적인 첨가제 분류

❷ 부형제

1) 제형에 혼합되어 제형의 부피 또는 중량을 증가시키는 성분을 충진제(fillers)라고 도 함.
2) 부형제의 기능적 역할
   우수한 분말 유동, 정제 압축 강도 및 함량 균일성, 붕해, 용출, 정제 완전성, 파쇄성(friability) 및 물리적 및 화학적 안정성을 포함하는 원하는 성능과 같은 바람직한 제조 특성을 부여하는 것
3) 가장 일반적인 부형제: 유당, Dicalcium phosphate 및 Microcrystalline cellulose

❸ 결합제

1) 물, 친수성 혼합물 또는 다른 용매와 같은 과립화 액체와 혼합되는 동안 분말의 응집을 용이하게 하기 위해 제제에 혼입
2) 특성
   입자간 부착력을 변화시킴으로써 응집괴(agglomerates)의 생성을 촉진하고 건조 과정에서, 고체 다리가 생성되어 상당한 정도의 과립 강도가 발생
3) 일반적으로 사용되는 결합제
   Hypromellose(HPMC), Povidone, Sodium carboxymethylcellulose , Starch

❹ 붕해제

1) 대부분의 정제 및 캡슐의 경우, 압축 중에 생성된 정제의 응집력을 극복하기 위해 혼입
2) 특성
   물을 흡수 또는 물과 접촉하여 정제를 팽윤시키고 정제를 유지해 주는 결합의 붕괴 유도
3) 일반적으로 사용되는 붕해제
   Crospovidone, Microcrystalline cellulose, Sodium croscarmellose, Sodium starch glycolate, Starch

❺ 활택제(lubricant)

1) 일반적으로 제제 구성 요소와 금속 접촉표면 (펀치 및 다이) 사이의 마찰력을 줄이는데 사용
2) 특성
   활택제는 일반적으로 1% w/w이하의 매우 낮은 농도로 포함되며 정제의 붕해 또는 용출을 지연시킬 수 있기 때문에 주의 필요

3) 일반적으로 사용되는 활택제

Magnesium stearate, Calcium stearate

6 유동화제(glidant)와 경화 방지제

1) 정제 및 캡슐제에 일반적으로 사용되는 유동화제(glidant)와 경화 방지제
   ① 분말 흐름을 촉진
   ② 분말을 대량으로 저장할 때 발생할 수 있는 케이킹이나 클럼핑을 줄임
   ③ 분말 호퍼를 비울 때 및 분말 처리 중에 브리징 발생 감소.
2) 특성
   ① 유동화제: 큰 입자의 표면에 흡착해 입자와 입자 사이의 점착력과 응집력을 감소시키고 큰 입자 사이에 분산되어 입자 사이의 마찰을 줄임.
   ② Anticaking agents는 일반적으로 caking을 일으킬 수 있는 입자들 사이에 교점을 형성하는 자유 수분을 흡수하여 작동
3) 일반적으로 사용되는 유동화제

Colloidal silicon dioxide, Calcium silicate, Magnesium silicate, Talc

7 습윤제와 가용화제

1) 계면활성제 또는 표면활성제
   ① 습윤제 및 용해제로 작용할 수 있는 양친매성 분자
2) 특성
   ① 계면에 흡착되어 계면 장력을 감소 (유화 및 습윤)
   ② 임계미셀 농도를 초과하면 응집 또는 미셀을 형성 (난용성 화합물의 가용화)
3) 일반적으로 사용되는 습윤제와 가용화제

Sodium lauryl sulfate, Docusate sodium, Lecithin, Poloxamer, Polysorbate 80

8 코팅제

1) 의약품 코팅
   ① 의약품은 맛의 차폐, 복용 개선, 외관 개건, 식별의 용의성, 환경으로부터의 활성 성분 보호 및 위장관에서의 약물 방출 제어 등의 이유로 코팅
   ② 특성 : 코팅 물질은 제형의 표면에 퍼지면서 합일되고 균일하게 도포되어 매끄러운 필름을 형성함으로써 적절한 성능을 보장해야함
2) 장용성 코팅
   ① 위산의 환경에 녹지 않으며 위산으로부터 약물을 보호하거나 약물의 자극으로부터 위장을 보호
   ② pH가 높은 장에 들어가면, 중합체의 산 작용기가 이온화되고 중합체가 용해되

거나 분해되어 제형이 붕해되고 약물이 용출

3) 약물 방출 조절제
   ① 고분자 첨가제는 약물의 방출을 지연시키기 위해 사용
   ② hypromellose(HPMC)는 사용량과 가공 방법에 따라 정제 결합제, 지연 방출제 또는 정제 코팅제로 사용

4) 일반적으로 사용되는 코팅제
   Hypromellose, Ethylcellulose, Cellulose acetate, Methacrylic acid copolymer

9 기타 첨가제

1) 첨가제의 현재의 규제들은 각 수성 성분의 예상 기능을 표시하고 안전성, 효능 및 품질 기준을 충족시키도록 복용량 제조업체에 요구
2) 기타 첨가제 예시: 항산화제 착색제 및 향미제, 용해지연제 등

10 기타 제형에 대한 고려 사항

1) 주사제
   ① IV 용액은 정맥에 직접 주입되어 등장성이어야 함
   ② 혈액과 등삼투성의 용액을 만들기 위해 사용되는 일반적인 두 가지 첨가제로 염화나트륨과 덱스트로스가 있음
   ③ 제품의 보관 기한을 보장하기 위해 제품의 pH가 혈액보다 더 높아야 하는 경우, 용액의 완충용량은 투여 시 제품의 완충액을 정상적인 완충 용량으로 극복할 수 있어야 함
   ④ 다회용 주사제의 경우, 세균 방부제로서 클로로부탄올을 0.5%농도까지 사용
   ⑤ API가 가수 분해에 민감하면 사용 전에 재현탁할 수 있는 동결 건조제제를 만들 때, 이의 등장성을 유지하기 위해 만니톨 사용 (건조 물질의 20~90%의 무게 범위로 사용됨)
   ⑥ 난용성 약물(e.g., 탁솔(Taxol))로 IV 용액을 만들기 위해 미셀을 형성하는 계면활성제를 사용하여 용해시키려면 두 가지 첨가제 사용: Tween® 80, Cremophor ELP® 단, 농도가 증가함에 따라 혈관계에 자극을 줄 수 있음
   ⑦ IM경로: 천천히 흡수될 수 있는 약물에 선호됨, 주사 부위에 머무르고 서서히 약물을 방출할 수 있는 제형 설계 가능, API의 용매로 오일 사용(e.g., 옥수수 기름), API나 오일의 분해를 감소 및 제거하기 위해 보존제가 필요할 수 있음

2) 국소 크림, 연고 및 젤
   ① 첨가제 및 수용성 또는 혼화성에 기초한 3가지 일반적인 유형: 연고(오일성 베이스에 API를 용해 또는 분산), 크림(API가 분산되거나 용해되는 오일과 물의 유제, 계면활성제 사용), 젤

② 유질성기제: (e.g., 바셀린) 도포한 부위의 체류 시간 길어짐, 피부의 수화를 향상시킴, 피부병의 치료에 유용한 밀봉 요법으로 사용, API의 피부 침투를 촉진

③ 흡수기제: (e.g., 라놀린) 수용성이 높은 API가 물에 용해될 수 있고 물이 기제에 의해 흡수된다는 장점이 있음

④ 수세성 기제: (e.g., 친수성 연고 USP) 일반적인 세척으로 쉽게 제거할 수 있는 유성 물질과 계면 활성제의 혼합물(계면활성제로 소듐 라우릴 설페이트가 사용됨)

⑤ 수용성 기제: (e.g., 폴리에틸렌 글리콜, PEG) 기름기가 있지만 물에 쉽게 용해되고 옷과 침대 시트에서 쉽게 씻어낼 수 있음

⑥ 크림: 수중유형 또는 유중수형 유제

⑦ 젤: 수성 혼합물에서 콜로이드 크기 입자의 분산체, 수성 기반 시스템이지만 일부 젤화 물질은 에틸 알코올의 양을 조절하여 사용할 수 있음, 카보머를 젤화제로 사용하고 pH를 6~11로 조절하면 점성↑, pH가 이 범위를 벗어나면 점도 급감

3) 좌제

① 유성 좌제 기제: 상온에서 형태를 유지하지만 체온에서 API를 녹여 방출하는 경질 지방의 혼합물(e.g., 코코아 버터)을 사용하여 제조

② 수용성 좌제 기제: 융점이 높은 PEG 사용

IV. 등급과 공급자

1) 첨가제에는 여러 등급이 존재하고, 그 중 하나의 등급이 특정 용도에 더 적합
2) 천연 원료로부터의 첨가제는 개선된 물리적 및 화학적 특성을 제공하도록 가공되거나 변형될 수 있다. (e.g., 전분vs젤라틴화 전분)

V. 물리적 상태

첨가제는 고체, 반고체, 액체 또는 기체와 같은 여러 가지 형태를 가질 수 있으며 각기 다른 특성을 지닌다.

VI. 등급과 공급자

1) 일부 첨가제가 소장 수송체 또는 다른 막 특성에 영향을 줌으로써 약물 흡수를 향상시키는 것 보다 적극적인 역할을 수행
2) 대표적으로 투과 촉진제가 있으나 무차별적인 투과율 향상으로 원치 않는 결과를 초래할 수 있으므로 주의

❶ 첨가제에 대한 부작용

흡수 향상제의 영향은 일시적(되돌릴 수 있어야 함)이며, 이들의 활성효과는 특이적이어야 함

1) 부작용 예시

① 착색제: Tartrazine는 소아에서 과민반응과 운동과다 활성 보고

② 보존제: Benzalkonium chloride는 기관지수축(네뷸라이저 용액), 안 독성(소프트 콘택트렌즈 용액) 주의

③ 정제 부형제: Lactose 사용 시 갈락토오스혈증, 글루코오스-갈락토오스 흡수 불량 증후군, 또는 유당분해효소 결핍 환자에서 주의

④ 유화제(국소용 제품): Lanolin (wool fat)는 피부과민반응, 알려진 민감증 환자에서 주의

24

경구용 고형제

학 습 목 표

1. 위장관 흡수 및 BCS의 의미
2. 프리포뮬레이션의 정의 및 특성평가법
3. 경구용 고형제의 약물방출, 제조법 및 첨가제의 역할
4. 경구용 고형제의 시험법

I. 서론

1 제형의 종류

1) 정제, 캡슐제, 주사제, 경구용 액제, 국소제제 등
2) 시판되는 제품 제형의 60% 이상이 고형제

II. 위장관 흡수

1 약물의 흡수

1) 십이지장과 근위공장(proximal jejunum)에서 가장 잘 흡수됨
2) 소장에서의 흡수 : 소장관내 부위에 따른 수송체, 효소의 분포 차이에 의해 큰 영향을 받음
3) 대장에서의 흡수 : 소장보다 훨씬 적지만 대장에서도 상당한 양의 약물 흡수 가능함
4) 제한적으로 구강과 위에서도 약물이 흡수됨

III. 생물약제학적 분류체계

❶ 생물약제학적 분류체계(biopharmaceutics classification system, BCS)

1) 수동확산에 의한 약물 흡수에 영향을 주는 주요 인자인 용해도와 막투과도에 따라서 약물을 분류
2) 제품 개발의 효율성을 증진시키고 임상시험 계획수립에 활용가능
3) 제품을 시험관내(*in vitro*) 실험 수준에서 평가하는 유용한 전략을 제공함
4) Class I : 높은 용해도, 높은 투과도, Class II : 낮은 용해도, 높은 투과도, Class III : 높은 용해도, 낮은 투과도, Class IV : 낮은 용해도, 낮은 투과도

IV. 프리포뮬레이션 특성평가

❶ 프리포뮬레이션(preformulation) 특성규명

1) 제형개발과 관련하여 화합물의 물리화학적 성질을 포함한 약물의 다양한 성질을 평가하는 과정

❷ 물리적 성질

1) 녹는점 : 다형이나 유사다형의 존재 및 전환 여부 평가, 불순물의 존재 검출 및 정량, 결정다형의 안정성 예측
2) 용해도 : 비이온화형의 약물 농도 반영, 경구흡수율 결정인자
3) 용출속도 : Noyes-Whitney 식, 용해도와 입자의 크기에 영향 받음
4) 흡습성 : 물리적 수착과 화학적 수착, 약물의 물리화학적, 제제학적 성질, 보관 및 유통에 영향
5) 입자크기 : 제제의 함량 균일성(강도, 분리), 용출 양상 및 프로세싱(흐름성, 압축압, 과립화 성질)에 영향

❸ 화학적 성질

1) 용액의 안정성 : 경구 투여용 제품의 경우 위액이나 장액에 녹아야 하기 때문에 중요
2) 고체 상태 안정성 : 정제, 캡슐제와 같은 고형 제형이 선호되므로 고체 상태 안정성이 중요
3) 이온화 상수 : 용해도 성질, 분배, 복합체 형성, 화학적 안정성 및 약물의 흡수 이해에 필요

❹ 기계적 성질

1) 탄성 변형(elastic deformation) : Hooke의 법칙, 분자들간의 인력, 반발력에 영향 받음
2) 가소성 변형(plastic deformation) : 시료의 형태가 영구적 변화
3) 메짐성 파손(brittle fracture) 및 연성 파손 (ductile fracture): 메짐성 파손은 시료 전반에 걸친 금이 빠르게 퍼져 나가 발생하고, 연성 파손은 분열에 이은 넓은 범위의 가소성 변형에 의함
4) 점탄성(viscoelastic properties) : 응력-변형의 시간 의존적인 성질 반영

5 생물학적 성질

1) 분배계수 : 장막과 같은 생물학적 장벽으로 약물이 얼마나 효과적으로 분배, 확산해 갈 것인가에 대한 척도
2) 막투과도 : 흡수의 속도와 정도를 조절하고 원하는 혈장농도 도달에 결정적 역할
3) ADME : 최종 약리작용을 나타내고 적합한 제형 선택에 필수

V. 경구용 고형제

1 경구 투여

1) 약물 전달을 위해 가장 흔히 사용되는 투여경로
2) 고형제가 가장 흔함
3) 정제, 캡슐제, 산제

VI. 경구용 제형으로부터의 약물의 방출

1 약물 방출과 약리 작용

1) 약물의 ADME 특성과 요구되는 약리효과에 따라 적합한 방출양상을 결정함
   ① LADMER[약물 방출(liberation), 흡수, 분포, 대사, 배설(ADME), 약리 작용(response)]
2) 속방출, 조절 방출, 지연형 방출, 서방출, 박동성 방출

② 제형특성

1) 정제

① 가장 빈번히 처방되는 제형이며, 환자에게 안전하면서도 우아하고 효과적이며 편리한 제형

② 고정된 투여용량으로만 가능하여 환자에게 제한된 범위에서의 투여용량을 제공하는 단점

2) 캡슐제

① 유연성이 있으며, 제조하기에 상대적으로 쉽고, 조제 약사에 의해 소규모로 제조 가능

② 전반적인 약물 방출 특성이 일정해야 함

③ 본체(body) : 더 길면서 직경은 더 작은 부분

④ 캡(cap) : 더 짧으면서 직경은 좀 더 커서 미끄러져 내려와 본체에 꼭 맞게 봉해지는 부분

⑤ 재료 : 젤라틴, hydroxypropyl methylcellulose(HPMC)

3) 산제

① 의사들과 약사들이 단일투여용량으로 복용할 활성성분의 양을 조절 가능

② 투여용량이 유동적일 수 있기에 임상시험에 있어서도 유용

③ 소규모 임상시험의 경우나 약국 조제에 한정

③ 제형(formulation) 개발

1) 제형 : 의약품 제형을 얻기 위해 한 가지 이상의 제조 공정을 거쳐 첨가제와 유효약리성분을 조화시킨 것

VII. 제조

① 제조시 고려사항

1) FDA의 역할

① 다양한 가이드라인 제시, 광고의 제한, 시판 후 감시와 임상 추적, 제품 품질 및 안전성, 효능을 확증하기 위한 다른 지침들과 요구조건 등을 수립함

2) **우수의약품제조관리기준**(current good manufacturing practice, cGMP)

① 우수의약품제조관리기준은 인체 및 동물용 의약품의 제조, 포장 및 보관에 관한 최소한의 규정을 제시

② 기록 및 보고 뿐 아니라 조직, 개인, 건물과 시설, 장비, 제조 및 공정 관리, 포장 및 라벨표시, 보관 및 공급 및 실험실 관리 등에 대한 지침을 제시

3) 단위공정(unit process)

① 대개의 의약품 제조는 확실히 분리되는 일련의 제조 단계들로 구성되며 이때 각 단계들을 의미함

4) 의약품 설계기반 품질고도화(pharmaceutical quality by design(QbD))

① 체계적이면서도 과학적인, 위험을 기반으로 하는, 보다 적극적인 접근법으로 의약품을 개발하고자 하는 방법

② 미리 선정된 목표와 함께 시작되며 제품, 공정에 대한 이해 및 공정관리를 강조

VIII. 제형 시험법

1 제형 시험법

1) 정제의 강도(tablet hardness)
2) 마손도(friability) : 정제가 제조, 코팅, 포장, 운반, 및 환자의 사용 중 발생하는 스트레스를 견뎌 낼 수 있는 정도
3) 붕해(disintegration) : 물에 넣고 살짝 교반시 제형이 깨지는 것으로 압축정이나 캡슐의 약물 방출능을 측정하는 가장 간단한 척도
4) 용출(dissolution) : 약물 분자가 고체상으로부터 용액으로 녹아 들어가는 과정
5) 안정성(stability) : 제형 내에 있는 약물성분의 물리적 · 화학적 안정성 평가

25

약물전달시스템과 의약품 설계

학 습 목 표

1. 약물전달시스템의 정의 및 장점
2 투여경로에 따른 약물전달시스템의 특징
3 신규 약물전달시스템 개발
4 표적지향 전달시스템의 개념과 장점
5 유전자 치료 및 전달시스템의 특징
6 생물 의약품의 약물 전달에 관한 최신 기술

I. 서론

1 전통적 제형

1) 적절한 약물흡수, 표적 부위로의 약물접근, 약물의 특이적 분포, 정확한 양의 투여 등이 어려워서 부작용이 유발될 수 있고 약효가 낮음

2 약물전달시스템

1) 전통적 제형의 한계를 극복하여 약물의 생체이용률을 증가시켜 약효를 높이고, 치료지수를 강화하고, 부작용을 감소시키며, 환자의 복약순응도를 증가시킴

II. 제어방출 약물전달시스템(Controlled drug delivery)

1 제어약물방출(controlled drug release)의 프로파일

1) 0차 방출: 혈중약물농도가 장기간 일정하게 유지
2) 가변적 방출: 필요한 약물농도에 맞춰 약물을 방출
3) 생체반응성 방출: pH, 온도, 특정 생체활성물질의 농도 등이 변화와 같은 생체자극 (biological stimuli)에 의해 약물방출이 촉발

2 제어약물방출의 메커니즘

1) 확산 제어방출 메커니즘: 저장소(reservoir)형 장치와 매트릭스형 장치의 두 가지로 분류
2) 용해 제어방출 메커니즘: 저장소형과 매트릭스형으로 분류, 약물방출이 고분자가 용해되는 속도에 의해 제어
3) 삼투압 제어방출 메커니즘: 삼투압은 총괄성의 성질을 나타내며 약물의 종류에 관계없이 몰농도에만 의존하기 때문에 삼투압 제어방출 장치는 환경적인 요소와 관계없이 작동
4) 기계적 제어방출 메커니즘: 기계적인 펌프 장치를 이용
5) 생체반응 제어방출 메커니즘: 외부환경의 변화에 반응해서 약물이 방출

III. 첨단 약물전달시스템의 투여경로

1 위장관 투여(경구; Oral, Per Os)

1) 삼투압 펌프: 오로스(Oros; Osmotic Controlled-Release Oral Delivery System)
   ① 정제 중심부(core tablet)를 레이저로 뚫은 구멍(orifice; 오리피스)을 갖고 있는 반투막으로 둘러 싼 형태
   ② 정제 중심부는 두 개의 컴파트먼트(compartment)가 적층된 이층구조로 되어 있고, 한 개의 컴파트먼트는 약물을 포함하고, 또 다른 한 개의 컴파트먼트는 전해질을 포함
   ③ 막의 표면적, 두께, 구성성분과 오리피스의 지름이 약물전달 속도를 제어

2 비경구 투여(주사 투여)

1) 정맥주사(IV), 근육주사(IM), 피하주사(SC), 피내주사(ID)

3 치료단백질의 페길화(PEGlyation)

1) 페길화(PEGylation; PEG를 약물에 공유결합하는 것)를 통하여 대사로 인한 분해 및 전신순환으로부터 수용체 매개 섭취(receptor-mediated uptake)를 낮춤으로써 혈장 클리어런스(plasma clearance)를 줄임
2) PEG에 의해 항원 및 면역 인지요소(epitope)를 가림(shielding)으로써 치료단백질의 안정성을 높임

❹ 비경구 임플란트(이식제; implant)

1) 종류: 비분해성(non-degradable)혹은 분해성(degradable) 고분자(polymer)로 만들어진 고분자 임플란트, 기계적인 힘이나 삼투압에 의해 작동하는 미니펌프

❺ 점막투여

1) 구강, 비강, 폐, 눈, 설하, 직장, 질 등의 점막

❻ 설하(sublingual)투여와 구강(buccal) 투여

1) 설하점막(sublingual mucosa)
   ① 상대적으로 투과가 잘 되기 때문에 약물 흡수와 작용 개시시간이 빠르고, 적절한 생체이용률을 얻을 수 있음
   ② 침에 의해 위장쪽으로 제거될 수 있기 때문에 설하점막 경로를 이용하는 약물은 높은 막투과도(high membrane permeability)를 가져야 함
   ③ 높은 투과성과 풍부한 혈액공급으로 인해 신속히 약효가 개시될 수 있고, 짧은 전달 기간(short delivery period)과 약물을 자주 투약할 필요가 없는 약물에 적합
2) 구강점막(buccal mucosa)
   ① 구강점막은 설하점막보다 투과도가 낮기 때문에 약물의 신속한 흡수와 빠른 약효개시를 기대하기 어려움
   ② 서방출(sustained-release)시스템을 구강점막에 적용하는 것이 적당
   ③ 구강점막의 상대적으로 낮은 막투과도 때문에, 이 경로를 통한 약물투여를 위해 약물전달시스템은 흡수촉진제(permeability enhancer)를 사용함

❼ 구강 약물전달시스템(Buccal drug delivery system)

1) 생체부착성 고분자(bioadhesive polymer)
   ① 합성 고분자의 예로 폴리아크릴산(polyacrylic acid), 히드록시프로필 메틸셀룰로오스(hydroxypropyl methylcellulose), 폴리메타크릴레이트(polymethacrylate) 유도체, 폴리우레탄(polyurethane), 에폭시 수지(epoxy resin), 폴리스티렌(polystyrene)
   ② 천연고분자의 예로 시멘트(cement), 히알루론산(hyaluronic acid), 키토산(chitosan)
2) 겔(gel)
   ① 약물이 봉입된 겔을 물에 넣으면, 팽윤에 의해 겔 내의 사슬(chain)이 이완(relaxation), 겔조직에 있는 공간(space)이나 채널(channel)을 통해, 매트릭스의 용해 또는 붕해를 통해 약물이 방출

3) 구강점막용 서방출 접착패치(adhesive patch for oral mucosal sustained release)
① 불투과성의 후면층(backing layer)과 약물을 함유하는 점막부착성 고분자층으로 구성

4) 국소적 구강 서방출 접착패치(adhesive patch for local sustained release)
① 부착성이 없는 약물을 함유하는 향이 나는 왁스로 된 가장 윗층, 비접착성의 물질(magnesium stearate)을 위한 중간층, 구강 점막에 부착하도록 설계된 아래층 등 총 3개의 층으로 구성

8 경폐 투여(흡입)

1) 약물이 흡수될 수 있는 넓은 면적의 점막이 존재

2) 폐질환 치료뿐만 아니라 전신순환계로의 약물 이행을 통해 멀리 떨어진 표적조직으로의 약물전달도 가능

3) 경폐 전달(Pulmonary delivery)과 크기
① 상부 기도(upper airways): 10 μm를 초과하는 입자를 잡아 제거하는 여과 기능
② 전도 기도(conducting airways): 전도 기도에 있는 mucovisciliar 수송은 작은 입자를 호흡기에서 입 쪽으로 이동시켜 제거

9 경폐 투여(흡입) 폐 약물전달시스템(Pulmonary Drug Delivery System)

1) 입자가 침착되는 기전은 흡입하는 방법, 입자의 크기, 모양, 밀도, 전하, 조해성에 의해 결정

2) 에어로솔의 고체 입자나 액체 방울의 크기는 보통 1~10 μm이며, 공기 역학적 지름(aerodymamic diameter)은 dae=dρ1/2으로 표현, ρ는 입자의 밀도, d는 관찰된 지름

3) 종류: 네뷸라이저(Nebulizer), 압축 정량식흡입기(Pressurized Metered-Dose Inhalers; MDI), 건조분말흡입기(Dry Powder Inhaler; DPI)

4) 단백질의 경폐전달
① 거대분자(macromolecule) 약물의 높은 생체이용률을 제공, 그러나 폐에서 대사를 적게 받는 소분자(small molecule) 약물과 달리, 거대분자 약물은 효소에 의해 대사되기 쉬움

10 코

1) 비점막은 인체에서 유일하게 중추신경계와 공기가 만나는 곳, 국소와 전신 약물전달과 더불어 비점막은 중추신경계로도 약물을 전달 가능

2) 펩타이드 약물이나 단백질 약물의 투여경로

3) 약물의 비점막 흡수를 촉진

① 약물의 화학구조를 변형, 약물의 염 또는 에스터(ester) 형성, 제형 설계, 의료기기 활용

IV. 코 약물전달시스템(Nasal DDS)

1 비강 전달시스템의 고려할 점

1) 에어로솔의 입자 크기는 약물이 축적되는 부위를 결정하는데 중요, 0.5μm보다 작은 직경을 갖는 입자는 코를 지나서 폐의 종말 기관지와 폐포에 도달
2) 비강(나잘; nasal) 스프레이의 경우 폐로 도달하는 약물의 양을 최소화하고 코에 남아있게 하려면 입자의 직경이 4 μm보다 커야 함
3) 점비액은 비강 밖으로 확산되는 반면에, 나잘 스프레이는 약물을 비강 중심부 쪽에 축적, 스프레이는 섬모가 없는 부위(nonciliated region)에 축적되므로 점비액보다 더 천천히 제거됨
4) 한계점은 흡수부위에서 약물이 빠르게 제거, 극복하기 위해서 생체부착성(bioadhesive) 고분자(키토산) 물질이나 혼합물을 첨가

V. 눈(Ocular)

1 안과용 약물전달시스템

1) 점도증진제, 현탁제(suspension), 유제(emulsion), 침식될 수 있는(erodible)/침식되지 않는(nonerodible) 매트릭스를 이용하여 배출을 줄이는 방법
2) 프로드럭, 리포좀을 이용하여 각막 투과도를 향상시키는 방법

2 Ocusert시스템

1) 약물의 방출 속도를 제어하는 두 개의 막 사이에 중심 코어 또는 필로카르핀 저장소(reservoir)를 가짐
2) 콘택트렌즈보다 약간 큰 타원형의 이 장치는 윗눈꺼풀과 아랫눈꺼풀 밑에 삽입, 필로카르핀은 0차 방출되어 각막으로 흡수

3 생체분해성 약물전달시스템

1) 마이크로 크기의 고분자 시스템을 이용한 생분해성 약물 전달(biodegradable drug delivery, BDD) 시스템

④ 점막 부착성 약물전달 제형

1) 부분적으로 중화된 폴리아크릴산(PAA ; poly(acrylic acid))과 강력한 베타-블로커 약물인 레보베탁솔롤(levobetaxolol) 염화수소(LB×HCl)의 이온성 복합체(ionic complex) 제형

VI. 질(Vaginal)

① 질내 투여 및 자궁 내 약물전달시스템

1) 좌제(Suppositories)
   ① 프로게스테론과 에스트로겐 질 좌제
   ② 약물은 신체 내에서 녹고, 연화되고, 용해되며, 국소 또는 전신 약물전달에 사용
2) 질 내 고리(Vaginal rings)
   ① 고분자 막으로 둘러싸여져 있는 프로게스테론과 에스트로겐 약물저장소로 구성
3) 질내삽입장치(Vaginal inserts)
   ① 에스트로겐 프로스타글란딘 전달에 사용, 고분자 하이드로겔 물질로 되어 있으며, 액체를 흡수할 수 있는 능력과 물리적 형태를 잃어버리지 않으면서 팽윤될 수 있는 능력을 갖춤
4) 자궁 내 장치(Intrauterine devices, IUDs)
   ① 지속적인 약물 방출을 위해 자궁 내로 넣어진, 주로 피임을 위해 사용되는 작은 플라스틱장치

VII. 경피전달(Transdermal)

① 피부투과 모델

1) 각질층(친유성)과 표피와 진피(dermis)의 과립층과 기저층을 포함하는 살아있는 조직(친수성)의 두 층이 적층된 구조로 고려

VIII. 피부 투과도에 영향을 미치는 요인

❶ 수화(hydration)

1) 약물의 피부 투과도(skin permeability)는 각질층의 수화정도에 의존하기 때문에 수화도가 높을수록 피부 투과도가 커짐

❷ 각질층에서의 약물의 용해도

❸ pH의 영향

❹ 피부와 약물의 결합

1) 피부는 거대 분자와 결합할 수 있는 약물에 대해 저장소 역할을 하여, 피부에 결합한 약물은 확산되지 못하며, 이런 피부-약물 결합은 약물의 초기 투과를 막아 지연시간(lag time)을 크게 만듦

❺ 피부에서의 약물 대사

❻ 첨가제

IX. 경피약물전달의 전략

❶ 경피흡수를 위한 화학적 개선제(촉진제)

1) 각질층의 지질구조와 케라틴화 된 조직 단백질(시스테인 잔기가 많아 불용성 이황화결합을 형성)을 갖는 피부의 약물 확산저항을 감소시켜 경피흡수를 개선시키는 보조제
   ① 이온성 계면활성제: 지질구조의 교란과 케라틴의 변성을 유도함
   ② 환원제(예, 아스코브르산염, 디티오트레이톨): 단백질의 이황화결합을 끊어 수화를 증진시킴
   ③ 무극성 아존: 지질층 사이에 들어가 지질 유동성을 증가시킴
   ④ 극성 DMSO: 지질의 극성 머리와 상호작용하여 지질 유동성을 증가시킴

2 경피흡수를 위한 물리적 전략

1) 이온토포레시스(iontophoresis): 전류나 전압을 이용하여 피부조직에 전위차를 형성시킴으로써 용해된 분자 이온(예, 펩타이드, 단백질)의 이동을 증진시키는 전기화학적 방법
2) 포노토포레시스(phonophoresis): 초음파를 이용하는 방법. Ultrasonophoresis 또는 ultraphonophoresis라고도 함.
3) 미세바늘(microneedle): μm 단위로 된 바늘로 각질층은 통과하지만, 충분히 작고 짧아 신경자극을 피할 수 있음. 수용성 분자, 단백질, 백신 등을 전달할 수 있음.

3 경피 약물전달시스템을 이용한 전략

1) 막-제어 시스템: 지지막(백킹), 약물 저장소, 미세 다공성 약물방출 조절막(율속막), 접착층으로된 패치 (예: Transderm-Nitro(nitroglycerin), Transderm-Scop(scopolamine), Catapress TTS(clonidine))
2) 접착 확산 제어 시스템: 지지막, 약물 저장소, 여러 개의 속도제어 접착층으로 된 패치 (예: Nitrodisc(nitroglycerin), Depoint(glyceryl trinitrate))
3) 매트릭스-제어 시스템: 지지막, 약물이 분산된 고분자 매트릭스로 된 패치로 피부에 매트릭스가 직접 닿음. (예: Nitro-Dur(nitroglycerin))

X. 중추신경계로의 약물전달

1 혈액-뇌 관문(Blood Brain Barrier, BBB)

: 분극화 된 내피세포들이 서로 밀접하게 접합된 단일층임. 전신순환으로 부터 뇌를 분리시키고 약물에 대한 선택적 투과성을 보임.

1) 전신순환하는 높은 전하를 띤 약물, 펩타이드, 단백질, 핵산 등이 뇌에 도달하지 못하게 함.
2) 지용성 저분자 약물(400~600 Da), 영양분 등을 뇌로 공급을 위해 수동확산, 수용체-매개 수송, 능동수송 등을 이용해 BBB를 통과할 수 있음.
3) 잠재적 독성물질 등을 p-glycoprotein 배출 펌프를 통해 뇌에서 배출시킴.

2 중추신경계 약물전달시스템

1) 침습적 전략
   ① 뇌실에 직접(intracerebroventricular, ICV) 약물 주입
   ② 이식제(implant): 약물을 포함하는 고분자 매트릭스/저장소를 뇌에 이식 (예:

Gliadel(carmustine을 포함하는 생분해성 polyanhydride 고분자 이식제))
③ 가역적 BBB 교란: 만니톨, 류코트리엔, 브래디키닌의 고삼투압성(2M) 용액을 경동맥에 주입하여 일시적으로 BBB를 교란하거나 개방시킴.

2) 비침습적 전략
① 약물의 지용성을 증가시켜 BBB 통과 증가시킴. (예: 모르핀의 O-메틸화)
② 수용체/담체 매개-세포횡단 수송 (예: 영양소의 뇌 내 전달, L-Dopa와 α-methyldopa 등은 중성 아미노산 담체를 이용해 BBB를 통과, Pep:trans 펩타이드 유래 벡터에 약물을 결합시켜 BBB 투과)

XI. 표적약물전달

1 목적

: 약물의 효과를 증가시키고 부작용을 줄이기 위해 다른 체내 부위보다 표적(질병)부위에 특이적으로 약물작용이 국소화 되도록 함

1) 마법의 총알(magic bullet): 약 100년전 Paul Ehrlich에 의해 제안된 특정 장기, 조직, 세포에 약물을 표적화시키는 개념
2) 장기 표적화, 시스템 표적화, 세포 표적화, 세포소기관 표적화, 분자 표적화

2 기전

1) 수동표적화: 표적지향 장치없이 생체 내의 자연적인 현상에 의해 특정 세포나 조직에 약물이나 약물전달체가 도달되는 방법
① mononuclear phagocyte system(MPS)의 세포에 의한 식작용: 간과 비장에 주로 축적, 대식세포와 관련된 미생물성, 바이러스성, 박테리아성 질병과 리소솜 효소 결핍증 치료 및 백신의 면역강화 목적으로 이용 가능
② Enhanced permeation and retention(EPR)에 의한 암세포 표적지향: 큰 구멍(fenestration)을 갖는 비정상적인 혈관 구조와 손상된 림프배설 구조를 갖는 암조직에 약물을 더 많이 축적시키는 전략으로 거대분자 또는 나노크기의 전달체(예: Xyotax, PEG-CPT)가 이용됨
2) 능동표적화: 세포표면 항원, 수용체, 막수송체에 결합할 수 있는 항체 또는 리간드를 포함하는 약물접합체나 약물전달체를 이용하여 특정 세포나 조직에 효과적으로 도달하는 방법
① 항체에 의한 표적화: 단일클론항체로 IgG를 주로 사용하며, 면역반응 피하기 위해 키메라 또는 인간화 항체를 사용함(예: rituximab(Rituxan), transtuzumab(Herceptin), alemtuzumab(Campath), bevacizumab(Avastin), cetuximab(Er-

bitux)). 다양한 항체-약물 접합체(antibody-drug conjugate, ADC)도 개발되고 있음(예, Mylotarg).

② 막 수용체 표적화: 수용체와 결합할 수 있는 리간드(예, 비타민, 당과 같은 저분자 및 항체, 펩타이드, 단백질 같은 고분자)를 약물에 접합한 리간드-약물 접합제 프로드럭(예: EC145(folate-vinblastin)) 이나 약물전달체 표면에 도입한 시스템이 있음.

③ 막 수송체 표적화: 극성을 띠는 영양분, 아미노산, 펩타이드, 뉴클레오타이드, 당 등과 같은 물질을 세포 내 또는 외로 수송하는 막 수송체를 이용하는 방법. (예: valacyclovir는 acyclovir에 L-valyl ester를 도입해 프로드럭화 하고, PEPT1 수송체를 통해 흡수를 높임)

3 전략

1) 프로드럭: 약물학적으로 비활성인 약물유도체로 체내에서 효소 또는 화학적으로 활성 약물분자로 변화시켜 약물의 약물동태학적, 약물동력학적인 성질을 개선시키는 약물시스템

① 단일분자 접근법: 약물, 표적화가 가능한 화학그룹인 promoiety, 효소 또는 물리화학적으로 활성약물을 방출할 수 있는 결합부위(linker)로 구성됨. 링커로 ester, carbonate, carbamate, amide, phosphate, oxime, thioether, thioester, imine, Mannich base 등이 사용될 수 있고, 체 내 흔한 esterase에 의한 분해 가능한 ester를 자주 사용함. (표 25-4 및 그림 25-31 참조)

② 항체-지향 효소 프로드럭 치료법(Antibody-directed enzyme prodrug therapy, ADEPT): 항체-효소 접합체를 체 내로 투여하여 표적세포 표면에 있는 항원에 접합시킨 후, 무독성 프로드럭을 투여하여 표적세포에 전달된 효소에 의해 활성 약물로 전환

③ 유전자-지향 효소 프로드럭 치료법(GDEPT): 외래 효소를 발현할 수 있는 유전자를 표적세포 내로 전달하여 효소를 발현시킨 후, 무독성 프로드럭을 투여하여 표적세포 내의 외래 효소에 의해 활성약물로 전환. 유전자를 전달하는 벡터가 바이러스성 벡터인 경우, 바이러스-유래 효소 프로드럭 치료법이라고도 함.

④ 항체 표적, 촉발, 전기적 변형 프로드럭형 전략(Antibody-targeted, triggered, electrically modified prodrug-type strategy, ATTEMPS): 항체-음이온성 헤파린 접합체와 양이온성 잔기를 갖는 효소 접합체를 섞어 정전기적 결합을 통한 복합체를 형성시킴. 이 복합체 표면의 항체가 표적세포에 선택적으로 전달한 후, 양이온성 프로타민을 전달하여 복합체로부터 효소접합체가 방출되어 활성을 띰.

2) 나노스케일 약물전달체: 보통 nm이나 μm 크기도 갖을 수 있는 분자집합체임. 약물

을 전달체에 공유 또는 비공유결합을 통해 봉입할 수 있고, 상대적으로 높은 봉입 효율을 갖으며 전달체에 의해 약물을 캡슐화해 약물을 보호할 수 있음.

① 리포좀: 지질 이중층으로 수성핵을 캡슐화한 소포구조의 미립자로 20 nm~ 20 μm크기. 수용성 약물과 지용성 약물을 모두 전달 가능 (예: Doxil/Caelyx(doxorubicin), Daunoxome(daunorubicin), Depocyte(cytarabine), Ambisome(Amphotericin B))

② 미셀: 물 속에서 소수성의 중심부에 약물을 포함한 구형의 코어/쉘 구조. 소수성 약물 전달 가능. CMC(임계미셀농도)가 낮을수록 안정함. (예: Genexol PM)

③ 폴리머좀: 리포좀과 비슷한 코어/쉘 구조를 갖는 소포. 수용성 약물과 지용성 약물을 모두 전달 가능

④ 덴드리머: 나무형상이나 별 형상을 띄는 고분자로 대략 구형

XII. 핵산 및 핵산치료제의 전달

❶ 핵산치료제

: 외인성 핵산을 이용해 유전자 발현을 변형시키는 치료제

1) 플라스미드 DNA(pDNA) 또는 메신저 RNA(mRNA)를 이용한 치료 단백질의 발현

2) siRNA를 포함한 올리고핵산류를 이용한 질병 단백질 발현을 억제

① 안티진(antigene) 기전: 단일가닥 DNA인 oligonucleotide로 이중나선 DNA의 major groove 주변 염기와 상호작용하여 삼중나선형 DNA 복합체를 형성해 전사가 억제됨

② 안티센스(antisense) 기전: antisense oligonucleotide가 표적 mRNA와 결합하여 리보솜의 번역작업에 대한 입체 방해를 유발하거나 RNase H에 의해 표적 mRNA를 분해시킴

③ RNA 간섭(interference): siRNA(short interfering RNA)와 RISC가 표적 mRNA에 함께 결합한 후, 표적 mRNA를 분해시킴

④ 압타머(aptamer) 선택: 15-40개의 nucleotide를 갖는 핵산 리간드로 nucleotide간 상보작용에 의해 3차원적인 folding을 하고 표적 단백질에 특이적으로 결합함.

❷ 핵산 및 유전자 전달

1) 투여: 국소(눈, 피부, 점막, 국소 종양 등)와 전신투여

① 전신투여 시 고려해야 할 점: 신장에 의한 배설, 혈청과 조직 nuclease에 의한 분

해, 세망내피계의 식세포에 의한 흡수 등을 피해야 함. 비표적 조직을 피하고, 표적조직 및 세포에 전달되어야 함. 세포 내에 endocytosis로 들어갈 때, endosome으로부터 핵산치료제가 세포질로 방출되어야 함

2) 전달시스템(벡터)

① 바이러스벡터: retrovirus, adenovirus, adeno-associated virus를 벡터로 사용함. 형질도입(transfection)효율이 매우 높으나 면역반응 등의 안정성이 문제됨, 세포 표적지향이 어려움

② 비바이러스성 벡터: 양이온성 지질(예: lipofectin) 또는 고분자(예: polylysine, polyethyleimine)를 이용하는 벡터로 형질도입효율이 낮고, 혈액에서 콜로이드 입자의 안정성이 낮음

물리약학 요약집 2023 수정판

저 자	한국약학교육협의회 물리약학분과회
발 행 일	2023년 12월
발 행 처	신일서적(주) 서울 영등포구 도림로 310-1 신일빌딩 5층
전 화	02) 834-9101~2
팩 스	02) 844-1853
발 행 자	오 상 환
편 집	오 세 훈
등 록 일	2013년 4월 18일. 제2013-000039호
홈 페 이 지	www.shinilbooks.com
e-mail	shinil@shinilbooks.com
정 가	18,000원

ISBN 979-11-91489-80-4